一学就会

头耳按摩

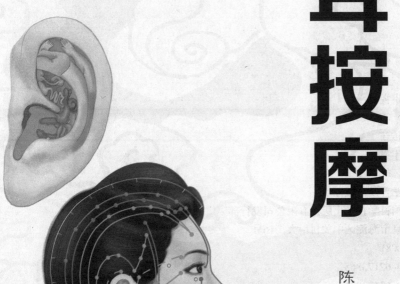

陈艳◎编著

科学普及出版社

·北京·

图书在版编目（CIP）数据

一学就会头耳按摩 / 陈艳编著. —— 北京 : 科学普
及出版社, 2022.7

ISBN 978-7-110-10499-6

Ⅰ.①—… Ⅱ.①陈… Ⅲ.①头部—按摩疗法（中医）
②耳—按摩疗法（中医）Ⅳ.①R244.13

中国版本图书馆CIP数据核字（2022）第182302号

策划编辑	胡 怡
责任编辑	胡 怡
封面设计	尚世视觉
正文设计	齐 心
责任校对	吕传新
责任印制	马宇晨

出 版	科学普及出版社
发 行	中国科学技术出版社有限公司发行部
地 址	北京市海淀区中关村南大街16号
邮 编	100081
发行电话	010-62173865
传 真	010-62173081
网 址	http://www.cspbooks.com.cn

开 本	710mm×1000mm 1/16
字 数	236千字
印 张	14
版 次	2022 年 7 月第 1 版
印 次	2022 年 7 月第 1 次印刷
印 刷	德富泰（唐山）印务有限公司
书 号	ISBN 978-7-110-10499-6 / R·908
定 价	39.80 元

一直以来，有两件事令我惴惴不安。

件事是在现代文明的冲击下，中医——这 中国特有的宝贵医学财富，似乎在一些人（尤其是年轻人）的眼里，渐渐变得陌生起来；另一件事是很多人对养生保健争先恐后，却存在诸多认识误区。

中国的传统医学文化博大精深。2006年，我去比利时，亲眼见到欧洲人络绎不绝地前往当地的中医诊所，接受针灸和推拿治疗；每到周末的清晨，总有大量的患者在新加坡的一座天主教堂前排着长队，等候着中医师给他们诊病……这样的例子不胜枚举。而在国内，前些年甚至有人在互联网上提出"取消中医"，尽管遭到广大网友的强烈谴责，但应如何传承和发扬中国传统医学，则是值得我们思考的一件大事。

"养生保健"这一名词越来越多地出现在我们的生活中。人们越来越多地把注意力放在提升自己的生活质量上去，美丽、健康、长寿等词汇已被列入人们最为关注的话题之列。与此同时，种类繁多的保健品和营养品占据着药店的排排货架，电视、电脑、手机和报纸杂志上也到处都是保健品的宣传广告。

事实上，很多人对保健和养生的认识存在着误区。一些人以为，工作累了压力大了熬夜多了，吃点保健品和营养品调理调理就好了，全然不管这些东西是否合自己的"胃口"；或者为了减肥而只吃蔬菜不吃主食……这样的观点对人无益。我们知道，要想身体健康，就要养成一个良好的生活习惯。其次，在日常生活中也要注意多学习科学的养生保健知识，懂得如何科学地养护、调理自己的身体。

中医养生奥妙无穷。中医学中蕴涵着大量珍贵、实用、方便和有效的养生方法和技巧，这些方法和技巧是我国先民亲身体验，再总结、归纳、吐故纳新而成的；它们安全、绿色、经济实惠、便于操作，很少会让人产生不良反应；历经了千年的传承，历久弥新。毫无疑问，中医学是我们日常调养身体、防病治病的"随身医师"。

　　本书从实用的角度出发，用文字说明配以真人图示，逐步介绍头耳按摩的操作方法，内容通俗易懂，科学实用，方法简便易行，操作性较强。读者按照书中的方法和操作步骤，就能进行实践，一看就会，会了则能用。

陈艳

2022年7月

头部按摩与健康息息相关

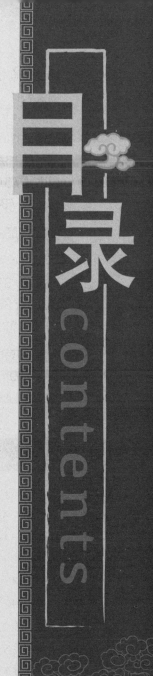

头部穴位

第三章　耳诊耳疗的历史传承

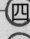

第四章　耳部穴位

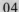

第五章

巧用头耳按摩祛病痛

第六章

通过头耳按摩强身健体

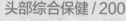

头部正面穴位图

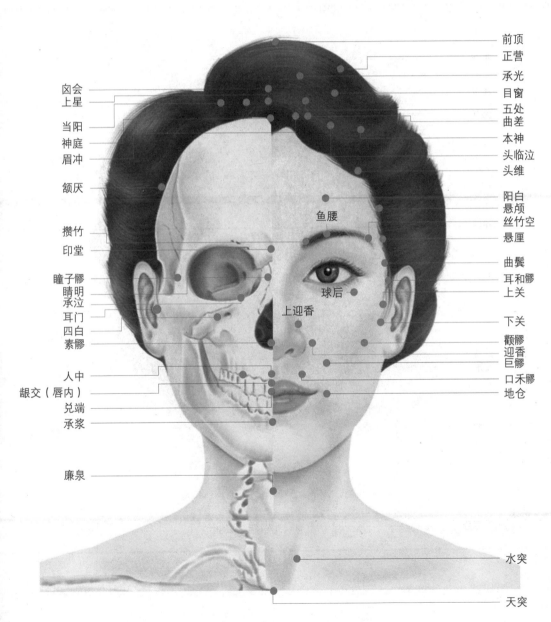

凶会
上星
当阳
神庭
眉冲
颔厌
攒竹
印堂
瞳子髎
睛明
承泣
耳门
四白
素髎
人中
龈交（唇内）
兑端
承浆
廉泉

前顶
正营
承光
目窗
五处
曲差
本神
头临泣
头维
阳白
悬颅
丝竹空
悬厘
曲鬓
耳和髎
上关
下关
颧髎
迎香
巨髎
口禾髎
地仓

鱼腰
球后
上迎香

水突
天突

头部背面穴位图

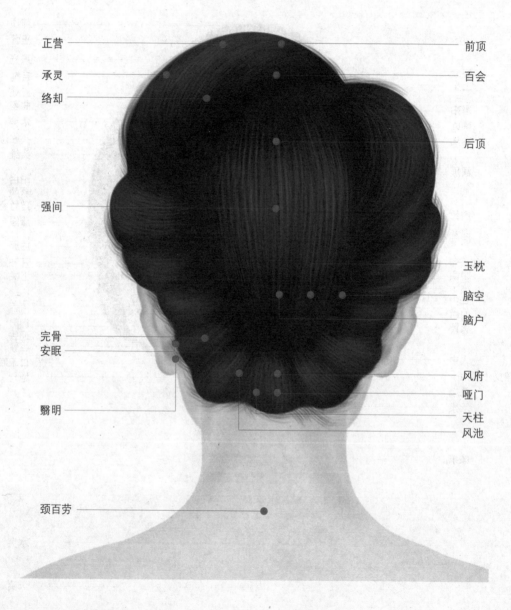

正营　　　　前顶
承灵　　　　百会
络却

后顶

强间

玉枕
脑空
脑户

完骨
安眠

风府
哑门

翳明
天柱
风池

颈百劳

头部侧面穴位图

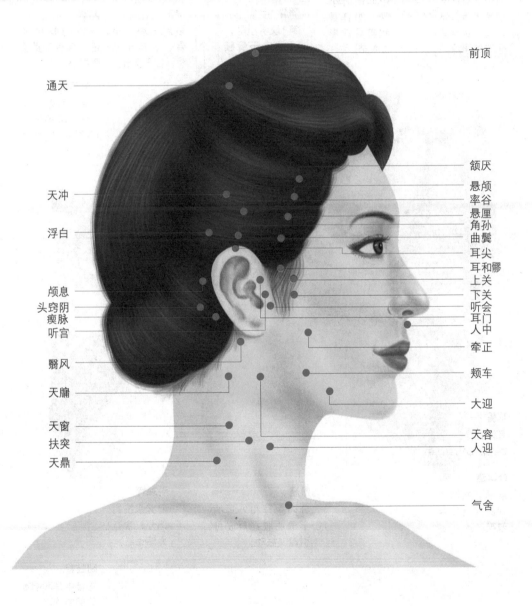

前顶

通天

颔厌
悬颅
天冲
率谷
悬厘
浮白
角孙
曲鬓
耳尖
耳和髎
上关
下关
颅息
听会
头窍阴
耳门
瘈脉
人中
听宫
牵正
翳风
天牖
颊车
大迎
天窗
扶突
天容
人迎
天鼎

气舍

耳部生理解剖图

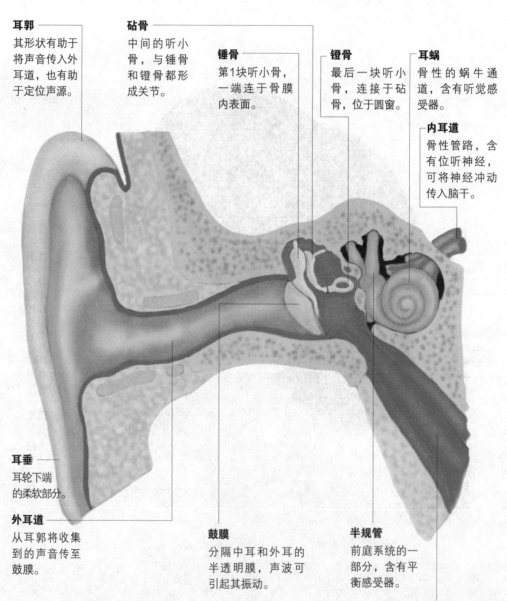

耳郭
其形状有助于将声音传入外耳道，也有助于定位声源。

砧骨
中间的听小骨，与锤骨和镫骨都形成关节。

锤骨
第1块听小骨，一端连于骨膜内表面。

镫骨
最后一块听小骨，连接于砧骨，位于圆窗。

耳蜗
骨性的蜗牛通道，含有听觉感受器。

内耳道
骨性管路，含有位听神经，可将神经冲动传入脑干。

耳垂
耳轮下端的柔软部分。

外耳道
从耳郭将收集到的声音传至鼓膜。

鼓膜
分隔中耳和外耳的半透明膜，声波可引起其振动。

半规管
前庭系统的一部分，含有平衡感受器。

咽鼓管
连接中耳和咽喉后部的管道。

国家标准耳郭分区图

耳背

上耳根
耳背沟

Ⅰ区

耳背
4区

耳背
3区

耳背
2区

耳迷根

耳背
5区

下耳根

耳轮6区

耳轮7区

对耳轮1区

耳轮5区

对耳轮
2区

对耳轮3区

三角窝1区

耳轮8区

对耳轮4区

三角窝2区

对耳舟1区

对耳轮5区

耳舟2区

三角窝3区

对耳轮
7区

耳轮9区

对耳舟3区

对耳轮6区

耳轮
4区

耳甲8区

对耳舟9区

对耳轮8区

耳甲
10区

耳甲
9区

耳轮
3区

耳轮10区

对耳舟4区

对耳舟12区

耳甲
11区

耳甲
6区

耳轮
2区

耳甲7区

对耳舟5区

耳甲
5区

耳甲
4区

耳轮1区

耳甲1区

对耳轮11区

耳轮11区

对耳舟13区

对耳轮10区

耳甲14区

耳甲2区

耳甲3区

耳屏1区

耳屏3区
（内侧面）

耳甲
15区

耳甲
16区

耳屏2区

对耳轮13区

对耳轮12区

对耳屏4区
（内侧面）

耳轮
12区

对耳屏3区

耳甲
17区

耳屏4区
（内侧面）

对耳屏
2区

耳甲
18区

对耳屏1区

耳垂3区

耳垂2区

耳垂1区

耳垂6区

耳垂5区

耳垂4区

耳垂9区

耳垂8区

耳垂7区

▨ 三角窝4区
■ 三角窝5区

5

国家标准耳穴定位图

心
上耳根
耳背沟
耳迷根
肝
肺
脾
肾
下耳根

风溪
耳尖
神门
盆腔
跟

趾
踝
肛门
角窝上
指
膝
内生殖器
结节
髋
角窝中
腕
坐骨神经
交感（内侧面）
臀
外生殖器
腰骶椎
肘
肾
艇角
腹
胰胆
尿道
轮1
膀胱
输尿管
腹
小肠
直肠
大肠
肝
耳中
外耳
阑尾
胃
口
十二指肠
贲门
屏尖
轮2
肩
胸椎
胸
脾
肺
上屏
咽喉
外鼻
内鼻
心
气管
肾上腺
下屏
脑干
缘中
对屏尖
皮质下
轮3
锁骨
颈椎
颈
三焦
内分泌
目1
枕
颞
额
屏间前
轮4
颌
舌
牙
屏间后
目2
面颊
内耳
眼
垂前
轮5
扁桃体
轮6

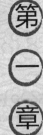

第一章

头部按摩与健康息息相关

中医学认为，头为『诸阳之会』『清净之府』，五脏六腑之精华、清阳之气皆上注于头。当头部感受各种邪气之后，就会出现疼痛、疲乏、失眠、嗜睡等诸多症状。可见，头部保健是极其重要的。

头部按摩的原理

《黄帝内经·灵枢·邪气脏腑病形》中提到"诸阳之会，皆在于面""十二经脉，三百六十五络，其血气皆上于面而走空窍"。头部按摩之所以会有较好的疗效，就是通过对腧穴和经络的刺激，致使全身脏腑、肢节气血运行舒畅而实现的。

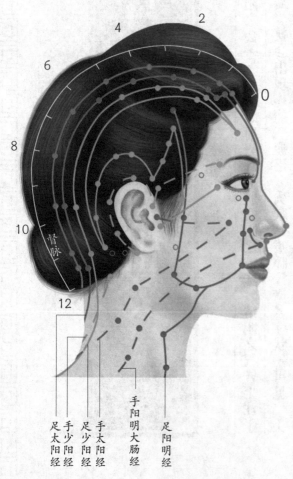

足太阳经　手少阳经　足少阳经　手太阳经　手阳明大肠经　足阳明经

督脉

正经在头部的循行

手阳明大肠经

手阳明大肠经起于食指桡侧端，循行与上肢外侧前缘，上走肩，入缺盆，络肺属于大肠；从缺盆上走颈，经颈部入下齿，过人中沟，止于对侧鼻旁。

〔头部循行路线〕"从缺盆上颈，贯颊，入下齿中；还出夹口，交人中——左之右、右之左，上夹鼻孔。"

〔功效主治〕本经腧穴主治"津"方面所发生的病症：鼻塞、流清涕或出血，肩前、上臂部痛，食指痛等。

足阳明胃经

足阳明胃经起始于鼻旁，上行鼻根，沿鼻外侧下行，进入上齿槽中，环绕口唇，向下交会于承浆，循行过下颌、耳前，沿发际至额颅中部；颈部一支从大迎前向下，沿喉咙进入缺盆、通过膈肌，属于胃，散络于脾；外行的主干从锁骨上窝（缺盆）向下，经乳中，向下夹脐两旁，进入气街；内行一支，从胃口向下，沿腹里，至腹股沟动脉部与前者会合——由此下循下肢外侧前缘，进入中趾内侧趾缝，出次趾末端；小腿部一支，从膝下三寸处分出，入中趾外侧趾缝，出中趾末端；足背一支，从足背部进大趾趾缝，出大趾末端。

〔头部循行路线〕"胃足阳明之脉，起于鼻，交頞中，旁约太阳之脉，下循鼻外，入上齿中，还出夹口，环唇，下交承浆，却循颐后下廉，出大迎，循颊车，上耳前，过客主人，循发际，至额颅。其支者：从大迎前，下人迎，循喉咙，入缺盆，下膈，属胃，络脾。"

〔功效主治〕本经腧穴主治"血"方面所发生的病症：疟疾；温热病、自汗出、鼻塞流涕或出血、口唇生疮、喉咙痛、膝关节肿痛；沿着胸前、乳部、气街、腹股沟部、大腿前、小腿外侧、足背上均痛等。

足太阴脾经

足太阴脾经起始于大趾末端，沿大趾内侧赤白肉际，经核骨（第1跖骨小头）后上向内踝前边，上小腿内侧，沿胫骨后，交出足厥阴肝经之前，上膝股内侧前边，进入腹部，属于脾，散络于胃，通过膈肌，夹食管旁，连舌根，散布舌下；腹部一支，从胃部分出，上过膈肌，流注心中。

〔头部循行路线〕"上膈，夹咽，连舌本，散舌下。"

〔功效主治〕本经腧穴主治"脾"方面所发生的病症：舌根部痛，心胸烦闷，心窝下急痛，大便稀薄，泄泻或小便不通，黄疸，不能安睡，勉强站立，大腿和小腿内侧肿、厥冷等。

〔特别说明〕本经连与舌根部，但在头部表面没有经穴。

手少阴心经

手少阴心经起始于心中，出来属于心脏的系带，下过膈肌，散络小肠；上行的一支，从心脏的系带部向上夹咽喉，而与目系相联系；外行的主干，从心系上行至肺，向下出于腋下，沿上臂内侧后缘，走手太阴、手厥阴经之后，下向肘内，沿前臂内侧后缘，到掌后豌豆骨部进入掌内后边，沿小指的桡侧出于末端。

〔头部循行路线〕"其支者：从心系，

上夹咽，系目系。"

〔功效主治〕本经腧穴主治"心"方面所发生的病症：眼睛昏黄、胸胁疼痛、上臂内侧后边痛或厥冷、手掌心热。

〔特别说明〕本经连与目系，但在头部表面没有经穴。

手太阳小肠经

手太阳小肠经起始于小指尺侧端，沿手掌尺侧，上向腕部，出尺骨小头部，直上沿尺骨下边，出于肘内侧当肱骨内上髁和尺骨鹰嘴之间，向上沿上臂外后侧，出肩关节部，绕肩胛，交会肩上进入缺盆，散络于心，沿食管，通过膈肌，到胃，属于小肠；上行的一支，从缺盆上行，沿颈旁（天窗、天容），上向面颊（颧髎），到外眼角。弯向后，进入耳中；又一支脉，从面颊部分出，上向颧骨，靠鼻旁到内眼角。此外，小肠与足阳明胃经的下巨虚脉相通。

〔头部循行路线〕"其支者：从缺盆循颈，上颊，至目锐眦，却入耳中。其支者：别颊上颐，抵鼻，至目内眦（斜络于颧）。"

〔功效主治〕本经腧穴主治"液"方面所发生的病症：耳聋，眼睛昏黄，面颊肿，颈部、颌下、肩胛、上臂、前臂的外侧后边痛。

足太阳膀胱经

足太阳膀胱经起始于目内眦，上行额部，交会于头顶；头旁一支，从头顶分到耳上角；直行主干，从头顶入内络于脑，复出项部分出下行；内侧一支，沿肩胛内侧，夹脊旁，到达腰中，进入脊旁筋肉，络于肾，属于膀胱；腰部一支，从腰中分出，夹脊旁，通过臀部，进入腘窝中；背部外侧一支，从肩胛内缘分别下行，通过肩胛，经过髋关节部，沿大腿外侧后边下行，与前者会合于腘窝中，由此向下通过腓肠肌部，出外踝后方，沿第5跖骨粗隆，到小趾的外侧。

〔头部循行路线〕"膀胱足太阳之脉，起于目内眦，上额，交巅。"

〔功效主治〕本经腧穴主治"筋"方面所发生的病症：痔，疟疾，躁狂，癫痫，头囟，眼睛昏黄，流泪，鼻塞，多涕，后项、背腰部、骶部、腓肠肌、脚发生病痛，小脚趾不灵活。

足少阴肾经

足少阴肾经起始于小脚趾之下，斜行向脚底心，出于舟骨粗隆下，沿内踝之后，分支进入脚跟中；上向小腿内，出腘窝内侧，上大腿内后侧，通向脊柱属于肾，散络膀胱；上行一支，从肾向上，通过肝、膈，进入肺中，沿着喉咙，夹舌根旁；胸部一支，从肺出来，散络于心，流注于胸中。

〔头部循行路线〕"其直者：从肾上贯肝、膈，入肺中，循喉咙，夹舌本。"

〔功效主治〕本经腧穴主治"肾"方面所发生的病症：舌干燥，咽部肿痛，气上逆，心内烦扰且痛，黄疸，腹泻，脊柱、大腿内侧后边痛痿软等。

〔特别说明〕本经连与喉部及舌根部，但在头部表面没有经穴。

手少阳三焦经

手少阳三焦经起始于无名指末端，上行小指与无名指之间，沿着手背，出于前臂伸侧两骨之间，向上通过肘尖，沿上臂外侧，向上通过肩部，交出足少阳经的后面，进入缺盆，分布于膻中，散络于心

包，通过膈肌，广泛属于上、中、下三焦；胸中一支，从膻中上行，出锁骨上窝，上向后项，联系耳后直上出耳上方，弯下向面颊，至眼下；耳后一支，从耳后进入耳中，出耳前，经过上关前，交面颊，到外眼角。

〔头部循行路线〕"其支者：从膻中，上出缺盆，上项，系耳后，直上出耳上角，以屈下颊至颐。其支者：从耳后入耳中，出走耳前，过客主人，前交颊，至目锐眦。"

〔功效主治〕本经腧穴主治"气"方面所发生的病症：自汗，目外眦痛，面颊肿，耳后、肩部、上臂、肘、前臂外侧发生病痛，无名指屈伸不利。

足少阳胆经

足少阳胆经起始于目外眦，上行到额角，下耳后，沿颈旁，行手少阳三焦经之前，至肩上退后，交出手少阳三焦经之后，进入缺盆（锁骨上窝）；耳后一支，从耳后进入耳中走耳前，至目外眦后；面部一支，从目外眦分出，下向大迎，会合手少阳三焦经至眼下，下连盖过颊车，下行颈部，会合于缺

盆，由此下向胸中，通过膈肌，散络于肝，属于胆，沿胁里，出于气街，绕阴部毛际，横向进入髋关节部；外行主干，从锁骨上窝下向腋下，沿胸侧，过季胁，向下会合于髋关节部，由此向下，沿大腿外侧，出膝外侧，下向腓骨头前，直下到腓骨下段，下出外踝之前，沿足背进入第四趾外侧；足背一支，从足背分出，进入大趾趾缝间，沿第1、第2跖骨间，出趾端，回转来通过趾甲，出于趾背毫毛部。

〔头部循行路线〕"其支者：从耳后入耳中，出走耳前，至目锐眦后。其支者：别锐眦，下大迎，合于手少阳，抵于頔，下加颊车，下颈，合缺盆……"

〔功效主治〕本经腧穴主治"骨"方面所发生的病症：偏头痛，目外眦痛，缺盆（锁骨上窝）中肿痛，腋下肿，疟疾；胸部、胁肋、大腿及膝部外侧以至小腿腓骨下段、外踝的前面以及各骨节酸痛，足无名趾不灵活。

足厥阴肝经

足厥阴肝经起始于大趾背毫毛部，向上沿着足背上边，离内踝1寸

处，上行大腿内侧，于内踝上8寸处交出足太阴脾经之后，上腘内侧，沿着大腿内侧，进入阴毛中，环绕阴部，至小腹，夹胃旁边，属于肝、散络于胆；向上通过膈肌，分布胁肋部，沿气管之后，向上进入颃颡，连接目系，上行出于额部，与督脉交会于头顶；头部一支，从"目系"下向颊里，环绕唇内；腹部一支，从肝分出，通过膈肌，向上流注于肺。

〔头部循行路线〕"……循喉咙之后，上入颃颡，连目系，上出额，与督脉会于巅。其支者：从目系下颊里，环唇内。"

〔功效主治〕本经腧穴主治"肝"方面所发生的病症：胸闷、恶心呕吐、泄泻、小肠疝气、遗尿、癃闭。

〔特别说明〕本经在头部表面没有经穴。

 ## 奇经八脉在头部的循行

督脉

督脉起于小腹内，下出于会阴部，向后、向上行于脊柱的内部，上达项后风府，进入脑内，上行巅

顶，沿前额下行鼻柱，止于上唇内龈交穴。

〔头部循行路线〕"……上至风府，入属于脑。"

〔功效主治〕由于督脉分布于脑、脊部位，又与足厥阴肝经交会于巅顶，故其经气阻滞会出现头晕、目眩、背强直等症。

任脉

任脉起于小腹内，下出会阴部，向前上行于阴毛部，在腹内沿前正中线上行，经关元等穴至咽喉部，再上行环绕口唇，经过面部，进入目眶下，联系于目。

〔头部循行路线〕"……上关元，至咽喉，上颐，循面入目。"

〔功效主治〕任脉起于少腹，为肝、脾、肾三阴所会，其病症即以下焦、产育为主。

冲脉

〔头部循行路线〕"……上达咽喉，环绕口唇。"

〔功效主治〕主治胸腹痛、胸脘满闷、结胸、反胃、肠鸣、泄泻、胁胀、脐痛、胎衣不下、血崩昏迷、小腹疼痛等。

阴维脉

〔头部循行路线〕"……与任脉相会合于颈部天突、廉泉穴处。"

〔头部汇穴〕天突穴、廉泉穴（任脉）。

〔功效主治〕主治心脏疾患、胃痛、胸腹痛、中满、痞胀、肠鸣泄泻、食难下膈、腹中积块、胁肋疼痛、心烦。

阳维脉

〔头部循行路线〕"……经颈部、面部至前额，沿头部向后至顶部，与督脉会合于风府、哑门穴处。"

〔头部汇穴〕天髎穴、肩井穴、头维穴、本神穴、阳白穴、头临泣穴、目窗穴、正营穴、承灵穴、脑空穴、风池穴、风府穴、哑门穴。

〔功效主治〕主治发冷、发热、腰痛、肢节肿痛、头项疼痛、手足热、盗汗、自汗、肢体乏力等。

阴跷脉

〔头部循行路线〕"……至颈部缺盆穴（锁骨上窝），上经人迎穴的上面，过颧部，到目内眦，与足太阳膀胱经和阳跷脉相会合。"

〔头部汇穴〕睛明穴。

〔功效主治〕主治阴跷脉脉气失调出现的肢体外侧肌肉弛缓而内侧拘急、咽喉气塞、小便淋漓不尽、癃闭、膀胱气痛、肠鸣、肠风下血、黄疸、吐泻反胃、大便艰难、难产昏迷、腹中积块、胸膈痉挛、胃气上逆、呃逆等。

阳跷脉

〔头部循行路线〕"……沿颈部上行至面，夹口角，进入目内眦，与阴跷脉相会合，沿足太阳膀胱经上额，经头顶部向后至项部，与足少阳胆经会合于风池穴处。"

〔头部汇穴〕天髎穴、地仓穴、巨髎穴、承泣穴、睛明穴。

〔功效主治〕主治腰背强直、腿肿、恶风、自汗、头痛、目生云翳、视物模糊、两眼发红、眉棱骨痛、手足麻痹、拘急、厥逆、耳痛耳鸣、鼻衄、癫痫、骨节疼痛等。

头部按摩的手法

头部按摩的具体操作方法，应根据患者的个休差异及自身状态而有针对性地进行确定和调整。现将一些常用的按摩手法归类总结如下，供读者有选择地使用。

一指禅推法

一指禅推法又称一指定禅法（图1），是一指禅推拿流派具有代表性的主治手法。其中，以拇指中峰着力者为一指禅中峰推法（图1-a）；以拇指侧峰着力者为一指禅侧峰推法（图1-b）；螺纹面着力的称一指禅螺纹推法（图1-c）。用拇指的指端中峰、偏峰、侧峰或指腹螺纹面（图2）着力于一定的部位或是穴位上，沉肩、垂肘、腕关节悬屈，通过前臂旋转和腕关节的协调摆动，使产生的轻重交替的功力持续不断地作用于治疗部位或是穴位上。

〔按摩方法〕按摩者两肩放松，自然下垂；上臂略外展、两肘自然下垂；手腕自然屈曲。拇指指端着力吸定操作部位；从小指到食指，掌指关节自然弯曲，形成空拳。以肘部为支点，前臂主动旋转用力（外旋用力，内旋放松），带动腕关节的摆动使其轻重交替而形成有规律的力度，由指端传向按摩部位。

〔操作要点〕中峰及侧峰推时，拇指掌指关节与指间关节也随之从外摆的伸直位过渡到屈曲位。螺纹推时，拇指掌指关节随之屈伸摆动，而指间关节始终保持在背伸位。

〔操作频率〕每分钟150次左右。

〔操作特点〕该法是一种持续性、节

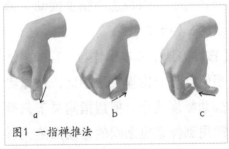

图1 一指禅推法

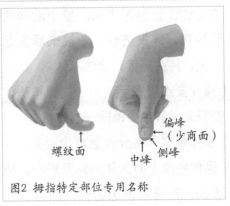

图2 拇指特定部位专用名称

15

律性的柔和刺激，操作时可根据刺激量的大小任意调节。既可固定在穴位上做单穴定点操作，又可沿经络循行方向边推边走，适用于全身各部的穴位及压痛点。

〔按摩功效〕具有疏经通络、行气活血、调和营卫、理气消积、健脾和胃、调节脏腑的功能。

〔适用病症〕常用于头痛、失眠、面瘫等病症的治疗。

缠推法

缠推法又称缠法或小步子推法，是指以拇指的指端中峰或侧峰为着力点，以快速小幅度摆动为特点的一种手法。

〔按摩方法〕基本操作与一指禅推法相似，与一指禅推法相比，按摩者摆动幅度较小，拇指指间关节只有微屈到伸直位之间的运动而绝无过伸动作，且频率更快。整个动作快速轻巧，连贯流畅，一波未尽又起一波，持久连续，缠绵不休。

〔操作要点〕本手法由一指禅推法演变而来，其余要领同一指禅推法。

〔操作频率〕每分钟200次以上。

〔操作特点〕对人体刺激面积小，频率快，轻巧而渗透力强，适宜在全身各部经穴操作。由于本法动作幅度小，所以更适合在颈前、颔下、咽喉或骨缝筋罅处及新伤红肿局部和初起疮痈的周围使用。

〔按摩功效〕具有活血祛瘀、生肌托毒、消散止痛的功效。

〔适用病症〕常用于乳痈、发际疮、咽喉肿痛、扁桃体炎、慢性咽炎等外科与喉科疾病的治疗。

偏峰推法

偏峰推法又称少商推法，是用拇指偏峰及桡侧少商穴处着力，做内外摆动的手法。

〔按摩方法〕

◎ **一般方法**：按摩者沉肩，垂肘，腕关节伸直或略屈，拇指内收以拇指桡侧偏峰（相当于少商穴）着力于治疗部位，食指、中指、无名指、小指向前自然伸开成散手状。以肘关节的屈伸带动前臂、腕关节及拇指掌指关节内外摆动，以拇指少商穴为着力点在治疗部位做持续、柔和的节律性摆动（下页图3）。

◎ **蝴蝶双飞势**：按摩者用双手拇指同时在患者双侧风池穴做偏峰推法，此操作状如蝴蝶，所以又名"蝴蝶双飞势"（下页图4）。

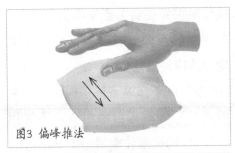

图3 偏峰推法

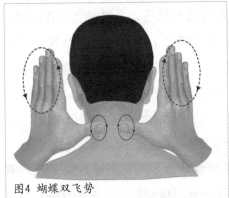

图4 蝴蝶双飞势

〔操作要点〕实施动作时腕关节要放松，随着前臂的摆动，也要做同步的内外摆动，以使作用力自然地通过着力指传导到治疗部位。

〔操作频率〕每分钟 130 次左右。

〔操作特点〕本法是一指禅流派中常用的一种轻刺激手法，其动作结构也是在一指禅动作结构的基础上演变而来的。本法着力面积较大，作用力轻浅柔和，适宜在胸腹部、头面部及损伤红肿处与疮痛初起时使用。

〔按摩功效〕具有安神醒脑、祛风散寒、活血化瘀、宽胸理气、健脾和胃等功效。

〔适用病症〕常用于头痛、外感鼻塞、口眼㖞斜、面肌痉挛、失眠、高血压、三叉神经痛等病症的治疗。

跪推法

跪推法又称屈指推法，指用拇指指间关节与指甲盖着力于一定部位，做一指禅推法。

〔按摩方法〕按摩者两肩放松，自然下垂；上臂略外展，两肘自然下垂；手腕自然屈曲，拇指和其余四指自然弯曲，呈半握拳状，以拇指指间关节背部突起处的正中或略偏桡侧面为着力点，附着于治疗部位或穴点。操作时以肘关节为中心，通过肘关节的屈伸带动前臂、腕关节做内外摆动，是以拇指指间关节背部突起处为着力点在治疗部位做持续、柔和的节律性摆动。

〔操作要点〕操作手握拳要轻，腕关节应放松，操作时不要故意加力下压。关节摆动幅度宜小而灵活，着力点要固定，不要与按摩部位产生摩擦，防止皮肤受损。

〔操作频率〕每分钟约 130 次。

〔操作特点〕此法具有重心低、着力稳、刚劲有力等特点，适合于头面部、项枕部、关节骨缝处及肌肤松弛的部位操作。

〔按摩功效〕具有舒筋、止痛的功效。

〔适用病症〕常用于治疗头痛、失眠、颈项部酸痛、掌指或足背酸麻等病症。

滚法

滚法是指按摩者手握空拳，以食指至小指的四指近侧指间关节背侧面吸附于人体体表一定部位上，运用前臂的旋转与腕关节的屈伸联合运动，带动着力点在按摩部位上进行持续不断地往复滚摆的一种手法（图5）。

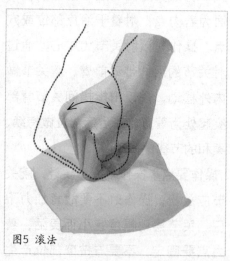

图5 滚法

〔按摩方法〕按摩者以肘部为支点，前臂与着力部位几乎垂直，当前臂用力时只利用腕关节的屈伸运动，以食指至小指的4个近侧指间关节背面突起部为着力部位进行操作。

操作时前臂在着力点支撑的条件下，在中立位至外旋位、内旋位之间做均匀的内外摆动。

〔操作要点〕按摩者要手握空拳，掌指关节略伸四指自然屈曲，不要用力捏紧，拇指盖住拳眼，用力要灵活，不可强力按压，尽量避免动作僵硬。

〔操作频率〕每分钟约150次。

〔操作特点〕滚法是在一指禅推法的基础上演变发展起来的。该法操作时着力面积大，压力广泛且大，适用于头部侧面、颈项等部位。

〔按摩功效〕具有疏郁散结、活血通络止痛、缓解肌肉痉挛的功能。

〔适用病症〕可预防和治疗头痛、头晕、偏瘫等病症。

指弹法

指弹法又称弹法，是指用中指或食指、无名指远侧指间关节在治疗部位上快速屈伸摆动的一种手法。其中，用中指端着力者称中指弹法，以食指、中指、无名指指端着力的称三指弹法。

〔按摩方法〕按摩者沉肩、垂肘，前臂视被按摩者体位或所取穴位，取中立位（旋前位或旋后位均可）。手腕略屈或伸直，掌指关节屈曲，着力点近侧指间关节屈曲 90°，远侧指间关节伸直，与治疗部位相垂直。用中指或三指指端稍用力支撑在治疗部位上。按摩者保持其欲加的压力，并做远侧指间关节的快速屈伸。

〔操作要点〕按摩者在治疗部位施压的时候要用力适中，以局部软组织在此力量作用下有明显凹陷变形但不感疼痛为宜。在操作过程中，按摩者手部的接触力要保持，不得退让或放松。

〔操作频率〕每分钟约 300 次。

〔操作特点〕本手法刺激力量较轻，但对治疗部位能产生短促快速而有力的弹性力，从而发挥其明显的传导与渗透作用。主要适用于下颌骨下面、颈部胃经线及分布其上的诸穴，是推拿治疗喉科疾病的主要手法之一。

〔按摩功效〕消炎止痛。

〔适用病症〕主治急慢性咽喉炎、扁桃体炎、声音嘶哑、声带疲劳、声带闭合不全、声带小结、瘰疬、梅核气、舌下肿痛、舌强不语、舌纵流涎、吞咽困难等各种疾病。

指摩法

指摩法是指用食、中、无名指

指面贴附于体表一定的部位或是穴位上，以腕关节连同前臂做有规律的环形抚摩的一种手法（图6）。

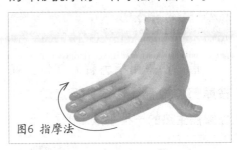

图6 指摩法

〔按摩方法〕按摩者以食指、中指和无名指的指面为着力部位，以肘关节为支点，前臂主动用力，使指面随着腕关节做环形摩动。腕关节保持一定的紧张度，动作要轻柔缓和，协调而有节奏，摩动的速度和压力要均匀。

〔操作要点〕按摩者要肩关节放松，肘关节自然屈曲。操作时仅与皮肤表面发生摩擦，不宜带动皮下组织，这是摩法与揉法的根本性区别。在做圆周摩转时，要求四周均匀着力，不得有偏重。

〔操作频率〕每分钟约 100 次。

〔操作特点〕本法轻柔缓和舒适，刺激量小，在体表摩动能使其发热内透，发挥其热效应。常用于胸腹、胁肋及面部。

〔按摩功效〕具有活血化瘀、消肿止痛、镇定安神等功效。

〔适用病症〕对面瘫、面肌痉挛、软组织损伤等病症有较好的效果。

指擦法

指擦法是用指为着力部位，在按摩部位做直线快速往返运动，使之摩擦生热的一种手法（图7）。

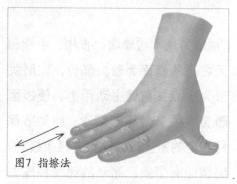

图7 指擦法

〔按摩方法〕按摩者以食指、中指、无名指和小指的指面为着力部位，以肘关节为支点，前臂主动用力，沿直线往返擦动。

〔操作要点〕按摩时始终与按摩部位的皮肤紧贴，用力均匀、适中，不可用重力按压。

〔操作频率〕每分钟约100次。

〔操作特点〕接触面积较小，临床上用于头面、颈项、肋间部。

〔按摩功效〕具有宽胸理气、温经止痛、祛风散寒、消肿散结、行气活血、蠲痹胜湿等功效。

〔适用病症〕用于治疗咳嗽、气喘、胸闷、脘腹胀满、胸胁疼痛、消化不良、饮食积滞、风湿痹痛、感冒风寒、四肢伤筋、阳痿、遗精、痛经、遗尿等病症。

揉法

揉法是用指、掌等肢体为着力部位，吸定于体表按摩部位或穴位上，带动该处的皮下组织做环旋运动的一种手法。

〔按摩方法〕按摩者肘关节微屈，腕关节放松。以腕关节连同前臂作环旋转动来带动指、掌的着力部位在一定的穴位或部位上揉动。

〔操作要点〕腕关节的活动幅度可随病变部位的范围而逐步扩大。

〔操作频率〕每分钟120~160次。

〔操作特点〕揉法是一种轻柔缓和的手法，可使用于全身穴位，常用于头面、颈项、胸腹部，掌揉法接触面积大，适用于腹部、腰背部及四肢部。

〔按摩功效〕具有醒神明目、宽胸理气、健脾和胃、调节胃肠蠕动、调和气血、缓急止痛、荣养筋肉等功效。

〔适用病症〕用于治疗头痛、头晕、视物不明、口眼㖞斜、胸闷胁痛、脘腹胀痛、消化不良、腹泻、便秘、肠痉挛、肠麻痹、软组织损伤、筋肉痉挛、肌肉萎缩等病症。

关节肿痛、风湿痹痛、软组织损伤、胸闷胁痛、胸腹胀满、脘腹胀痛、呕吐、便秘、闭经、痛经、四肢肿胀等病症。

 ## 平推法

平推法是指用指、掌、拳或肘部着力于人体一定的穴位或部位上，做单方向的直线推压移动的一种手法。其中，用手指操作的，称为指平推法；用手掌操作的，称为掌平推法；用屈肘后突起的尺骨鹰嘴部位操作的，称为肘平推法。

〔按摩方法〕按摩者指、掌或肘的着力部位要紧贴体表，以均匀的力量做上下或左右的缓慢移动。

〔操作要点〕推动的速度不宜过快，压力要均匀，除指推法外，其余的推法推动的距离要尽量拉长。因此，手法对皮肤刺激强度较大，若用肘推法时，须借助一定的介质以润滑皮肤，防止推破皮肤。

〔操作特点〕指平推法适用于全身各部的穴位经络或病变较小的部位，常用于颈、面、项、背和腹部。

〔按摩功效〕本法具有疏通经络、行气活血、消肿止痛、舒筋缓急、调和营卫、宽胸理气、调理脾胃等作用。

〔适用病症〕临床上常用本法治疗感冒、发热、头痛、项强、筋肉挛急、

指推法

指推法是以单手拇指指端、拇指螺纹面或食指、中指、无名指并拢着力操作，刺激量中等，进行短距离单方向直线推进的一种手法。其中，用单手拇指（或食、中二指）着力于一定部位或穴位上，做单方向直线移动的，又称为指直推法；用双手拇指对置着力于穴位的中心，沿筋肉或脉络等组织的结构形态分别向两侧移动的，又称为指分推法。

〔操作要点〕按摩时按摩者应做单方向的直线移动。

〔操作频率〕每分钟约 180 次。

〔操作特点〕临床上适用于病变较小的部位，多用于颈、面、项、背和腹部。

〔按摩功效〕本法具有疏通经络、行气活血、消肿止痛、舒筋缓急、调和营卫、宽胸理气、调理脾胃等作用。

〔适用病症〕临床上常用本法治疗感冒、发热、头痛、项强、筋肉挛急、关节肿痛、风湿痹痛、软组织损伤、

胸闷胁痛、胸腹胀满、脘腹胀痛、呕吐、便秘、闭经、痛经、四肢肿胀等病症。

抹法

抹法是指用单手或双手的指面、掌面紧贴皮肤，着力做上下、左右或弧形曲线的往返移动的一种手法。其中，用手指指面操作的，称为指抹法；用手掌掌面操作的，称为掌抹法。

〔按摩方法〕抹法的动态与推法有相似之处，可以是直推、分推、旋推等法的综合应用。推法的动作方向是作单方向移动，抹法则可根据不同治疗部位而作任意往返移动。

〔操作要点〕压力应均衡，动作宜缓和，注意防止皮肤损伤。作用力可浅在皮肤、深在筋肉，操作时用力要轻而不浮、重而不滞。双手操作施力要对称，动作要协调一致。

〔操作频率〕每分钟约90次。

〔操作特点〕指抹法适用于头面及颈项部，常用于头面部。掌抹法适用于腰背部。

〔按摩功效〕本法具有醒神开窍、清利头目、平肝镇静、舒筋缓急等功效。

〔适用病症〕头痛、眩晕、视物模糊、面部皮肤衰老、颈项强痛、腰背筋肉拘急疼痛等病症常用本法治疗。

刮法

用手指在一定的穴位和治疗部位上做单方向的直线快速推擦的手法，称为刮法（图8）。

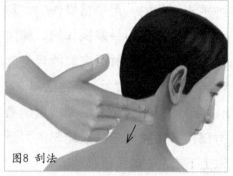

图8 刮法

〔按摩方法〕指刮时，按摩者以肘关节做主动屈伸运动，带动腕关节屈伸摆动，使着力部位在皮肤上沿直线做单方向的快速推擦移动。

〔操作要点〕操作时，着力部位要紧贴皮肤，压力均匀，轻重适宜。以局部皮肤充血或出现紫红色痧斑、痧点为度，不可刮破皮肤。此外，还要注意避风寒，1~2天内不要用碱性皂液刺激所刮部位。

〔操作频率〕每分钟约120次。

〔操作特点〕中等刺激手法，适用于颈项部。

〔按摩功效〕本法具有降逆止呕、祛

风散寒等功效。

〔适用病症〕临床上常用本法治疗感冒、胸闷、恶心、呕吐、中暑、头晕等病症。

❀ 扫散法

以拇指桡侧或食指、中指、无名指、小指指端着力，在颞部沿少阳经自前向后，从上到下作来回推擦的手法，称为扫散法。

〔按摩方法〕按摩者以肘关节为支点，前臂做主动屈伸运动，带动腕关节摆动，使着力指从头位穴开始，自前向后，从上到下，依次沿头维穴→目窗穴→承灵穴→脑空穴→风池穴→颔厌穴→悬颅穴→率谷穴→浮白穴→完骨穴→悬厘穴→角孙穴→头窍阴穴做短距离来回推擦扫散，并边扫散边沿经线向后移动（图9）。

〔操作要点〕操作时按摩者着力部位紧贴头皮，要求轻而不浮，重而不滞。向前推擦时用力稍重，回来时则稍轻，不得自后向前逆经操作。每次推擦的距离不要拉得太长，可短距离（3~4厘米）向耳后边扫边向前行进。

〔操作频率〕每分钟约20次。

〔操作特点〕本法是内功推拿流派的特色手法，主要用于颞部、手、足少阳经上操作。

〔按摩功效〕具有平肝潜阳、镇静安神、祛风散寒的功效。

〔适用病症〕临床上常用本法治疗头痛、偏头痛、高血压、眩晕、失眠、感冒等病症。

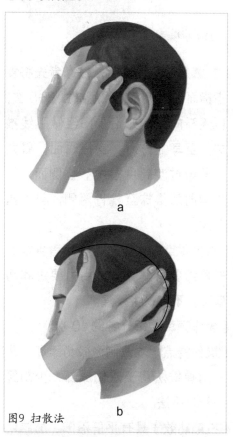

图9 扫散法

❀ 抅抹法

以双手食指指面与中节的桡侧缘着力，自前向后擦拭两侧太阳穴

23

及颞部、枕部的手法，谓抅抹法，又称抅法(图10)。

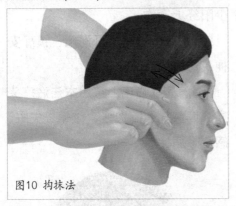

图10 抅抹法

〔按摩方法〕操作时，按摩者先将食指指面在太阳穴上回旋抹揉3~5次，再逐渐向后上方沿少阳经做弧线推抹，至耳上方时，食指屈曲，着力面渐渐过渡到食指中节桡侧面，并继续向后推抹至枕骨两侧，与拇指合拢。

〔操作要点〕操作时，按摩者食指的桡侧缘要紧贴头皮，用力要缓和而着实，不宜产生疼痛。

〔操作频率〕每分钟约10次。

〔操作特点〕本法刺激较为柔和，为一指禅推法用于双侧颞部、少阳经的特效手法。

〔按摩功效〕具有平肝潜阳、醒脑明目、清眩止痛的功效。

〔适用病症〕用于治疗头痛、头昏、头胀、头晕、失眠、心烦、耳鸣、高血压等病症。

 搔法

用手指端面在头部做轻柔地抓抚摩擦的手法称为搔法(图11)。

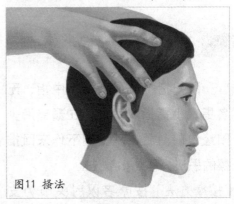

图11 搔法

〔按摩方法〕按摩者以掌指关节和指间关节做主动屈伸，使其手指面在头部做小幅度的快速而有节律的抓抚摩擦动作，自前而后反复操作。

〔操作要点〕操作时，以五指指端着力，不宜用指甲抓挠，用力宜轻柔缓和，不可揪扯头发引起不适感。动作轻快而有节律性，掌指关节和指间关节屈伸幅度小。可在整个头部搔抓，也可按一定顺序自前向后或两手对称操作，还可沿头部经络外行线循经线操作，并做前后、上下移动。

〔操作频率〕每分钟约20次。

〔操作特点〕本法轻柔舒适，适用于头面部。

〔按摩功效〕具有安神、祛风的作用。

〔适用病症〕用于治疗头痛、头晕、失眠等病症。

振法

以中指端或手掌为着力点，用前臂和手部的肌肉小幅度、快速地交替收缩所产生的轻柔振颤，持续地作用于治疗部位的手法，称为振法或振颤法（图12）。其中，以其着力部位不同可分为掌振法（图12-a）和指振法（图12-b）。

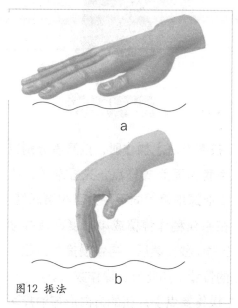

a

b

图12 振法

〔按摩方法〕操作时，按摩者肩关节外展约30°，上肢肌肉放松并向前外方自然伸出15°~30°，前臂呈旋前位，掌面朝下。将中指或手掌自然地按放在治疗部位上，不要主动加压支撑。肘关节屈曲90°~100°，自然下垂。掌振时，手掌与治疗部位贴平，以掌心的劳宫穴与治疗部位的主穴对准，肘略高于腕；指振时，中指伸直，掌指关节屈曲100°。动作时，将手与人体接触的部位视作一个运动的质点，其振动的原动力源于前臂的腕屈肌群与腕伸肌群快速持续地交替收缩与放松所产生的手的来回振颤运动。

〔操作要点〕操作时，按摩者应注意集中精神，呼吸均匀，不可弩力，保持节奏感。

〔操作频率〕每分钟24~30次。

〔操作特点〕本法可用于全身各部经穴，尤其适用于头面部。

〔按摩功效〕具有镇静安神、明目益智、温中理气、消积导滞、调节胃肠蠕动等功能。

〔适用病症〕用于治疗失眠、健忘、焦虑、自主神经功能紊乱、胃肠功能失调等病症。

指按法

以指腹部着力，先轻渐重，由浅而深地反复按压治疗部位的手法称为指按法，又称抑法。根据其着力部位不同，可分为拇指按法（图

13）、中指按法等。

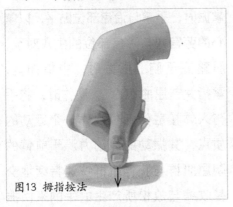

图13 拇指按法

〔按摩方法〕操作时，按摩者分别以各着力面为支撑点，由浅而深，先轻渐重，缓缓向下用力至一定深度，在原处稍作停留3~10秒，再慢慢抬手至起始的位置。如此反复操作。

〔操作要点〕按摩时，需根据个人体质的强弱与耐痛的程度而选择不同手法。按压的方向应与治疗面相垂直。用力要沉稳着实，由轻到重，由浅到深；不可突施猛力按压。

〔操作频率〕每分钟30次。

〔操作特点〕本法按摩面积小，压强大，适用于全身各部的经穴及痛点，一般临床上常用拇指按法。

〔按摩功效〕具有开通闭塞、解痉止痛、舒筋活血、蠲痹通络、壮筋养肌、温阳解表的功效。

〔适用病症〕用于治疗软组织损伤、各种退行性病变以及内科、妇科、五官科疾病。

点法

以食指、中指指峰或近侧指间关节突起部或肘尖着力，用重力按压人体深层组织的手法，称为点法，又称按点法。其中按其着力部位不同，又可分别称为拇指点法（图14）、中指点法、指节点法、肘点法。

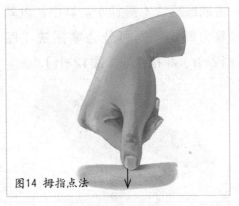

图14 拇指点法

〔按摩方法〕操作时，按摩者分别以各着力面为支撑点，先轻渐重，由浅而深地缓缓向下用力至相当深度，在原处稍作停留或小幅度回转揉动5~10秒，然后，再慢慢抬手至起始的位置。如此反复操作数次。

〔操作要点〕点压的方向应与治疗面相垂直，以使手法力传递到位，以免导致点按时着力部位在治疗面上滑动拖擦而造成损伤。力度要由轻到重，刺激由浅到深，再由深入浅，反复操作，使压力充分向下传递至组织深部。刺激量要在患者能耐受的范围内进行，不可猛力下压，也不可突然收力。

〔操作频率〕每分钟约 30 次。

〔操作特点〕本法作用点小而集中，作用层次深。头部操作时一般采用拇指点法。

〔按摩功效〕具有开通闭塞、通经止痛、调整脏腑功能等功效。

〔适用病症〕用于治疗风湿顽痹、陈伤疼痛等病症。

掐法

掐法是指用拇指指甲着力于人体一定的部位或穴位向下按压的一种手法。

〔按摩方法〕操作时，按摩者前臂用力使拇指指甲着力处垂直向下按压至痛即止。

〔操作要点〕用力要平稳，宜逐渐加力，但急救时宜用重力掐按。掐按方向与治疗面垂直，可在治疗面覆一软布，以防止皮肤破损。掐后加揉。每次操作次数不宜太多，中病即止，不宜反复长时间应用。

〔操作频率〕每分钟约 10 下。

〔操作特点〕本法刺激性强，为急救方法。

〔按摩功效〕具有开窍、醒神、镇惊止痛、解除痉挛等功效。

〔适用病症〕用于治疗抽搐、昏厥等病症。

拿法

用拇指与食指、中指或其余四指，或全掌缓缓地对称用力，将治疗部位夹持、提起，并同时捻搓揉捏的手法，称为拿法。其中，拇指与食指着力的，称二指拿法；与食指、中指着力操作的，称三指拿法；与其余四指着力操作的，称五指拿法（图15）；以全掌着力操作的，称握拿法。

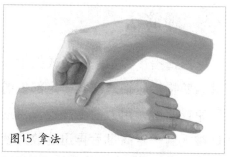

图15 拿法

〔按摩方法〕操作时，施术者用指面夹持住治疗部位的筋腱或肌束，然后夹持、提起，并同时捻揉刺激数次后再放下，如此反复操作。

〔操作要点〕各动作环节要协调，腕部要放松，动作柔和灵活并富于节律。提拿的劲力要深重，但加力要缓慢柔和而均匀，用力要由轻到重，再由重到轻。提拿时不要仅夹持表皮，更不能用指甲着力抠掐治疗部位，以免引起疼痛等不适感，拿后常继以揉摩，以缓和刺激。

〔操作频率〕每分钟约 10 次。

〔操作特点〕本法刺激深重，主要用于颈项、肩背等各种生理、病理性条索状软组织部位。

〔按摩功效〕具有舒筋通络、祛风散寒、行气活血、解痉止痛、软坚散结、开窍醒神的功效。

〔适用病症〕用于治疗颈椎病、软组织损伤、落枕、肩周炎、外感头痛、高血压等病症。

 ## 弹筋法

用拇指、食指、中指或拇指与其余四指指腹相对拿紧一定部位的肌束或肌腱，用力向上提拉，当筋肉被提到一定高度后再迅速放开使其弹回，如拉放弓弦之状，称为弹筋法，又称弹提法。

〔按摩方法〕按摩者拇指与其食指、中指或四指伸直，掌指关节屈曲 90°，以拇指与其余二指或四指指面着力，将条索状组织夹持，并用力提起，当提拉到一定程度后，夹力

稍纵，使该部肌肉和肌腱迅速从指间滑出弹回原位如提拉弓弦之状。

〔操作要点〕用力轻重适度，要感到强烈而舒适的胀痛感，绝无难忍的不适感，避免猛力硬拉。以手指指面着力，不可用指尖抠掐。

〔操作频率〕一般一个部位弹提 3~5 次即可。

〔操作特点〕本法是一种强刺激手法，适用于呈条索状结构的肌束、肌腱等部位。

〔按摩功效〕具有解痉止痛、舒筋散结、松解粘连等功效。

〔适用病症〕用于治疗颈椎病、落枕、肌性斜项、寰枢关节半脱位等病所致的颈项酸痛症。

弹拨法

用手指端面沿与筋腱等条索状组织相垂直的方向做来回揉拨，状如弹拨琴弦的手法，称为弹拨法，又称拨法、拨络法、指拨法。

〔按摩方法〕操作时，按摩者手稍用力按压皮肤，并带动皮肤，沿条索状组织长轴相垂直的方向来回揉动，如弹拨琴弦的样子。用力应先轻渐重，再由重渐轻，呈波浪式起伏涨落。

〔操作要点〕拨动时手指面不能在皮

肤表面摩擦移动，应带动皮肤一起来回拨揉运动，不能用指甲着力操作，以免损伤皮肤。用力要轻重得当，太轻则力浮，只能揉动皮肤，起不到对筋腱的刺激作用，过重则力死，使动作滞涩而产生不适感。

〔操作频率〕频率要均匀、适中，一般每分钟 100 次左右为宜。

〔操作特点〕本法适用于颈、肩等部位的肌肉、肌腱、韧带、痛性筋索等生理病理性条索状组织。

〔按摩功效〕具有剥离粘连、调理筋膜、消散结聚、解痉镇痛的功效。

〔适用病症〕用于治疗肩周炎、冈上肌肌腱炎、肩峰下滑囊炎等疾病所致的肩背疼痛及肩关节活动受限等病症。

挤法

用单手或双手夹持并挤压治疗穴点处皮肤的手法，称为挤法。

〔按摩方法〕单手挤压时，按摩者先用一手拇指、食指将治疗穴点处的皮肤轻轻夹起，再相对用力挤夹，反复几次，使局部皮肤发红或产生瘀斑；双手挤法，则先用拇指、食指二指将皮肤夹起，四指相对，向中间对按、按挤，反复数次，使局部产生瘀斑。

〔操作要点〕双手指均匀用力，不要用力过猛，也不要用指甲抠掐。

〔操作频率〕每分钟约 10 次。

〔操作特点〕本法适用于全身各部，常用于前额、颈项部。

〔按摩功效〕具有通筋活络、活血止痛、消散筋结等功效。

〔适用病症〕用于治疗头痛、风寒感冒等病症。

抵法

用双手掌或两拇指在治疗部位做对称性按压的一种手法，称为抵法，又称合按法。其中，双掌相对按压治疗部位称掌抵法；用两拇指相对按压称指抵法。

〔按摩方法〕按摩者两手掌或手指要对称用力，与治疗部位垂直施力，使两力在一条直线上，不宜歪斜。

〔操作要点〕用力要由轻到重，不可猛然用暴力，以被按摩者能耐受为度。

〔操作频率〕每次持续按抵，数至 10 秒放开，如此反复操作 3~5 次。

〔操作特点〕本法可用于四肢及其他相对的穴位和部位，头部操作时多用掌抵法。

〔按摩功效〕具有疏通脉络、祛风解表等功效。

〔适用病症〕用于治疗外感头痛等病症。

拿五经法

用五指指面沿前发际到风池穴，抓拿头顶部督脉及左右足太阳经及少阳经的手法，称拿五经法，又称拿顶法、五指抓拿法（图16）。

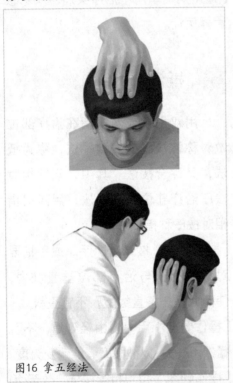

图16 拿五经法

〔按摩方法〕操作时，按摩者用力使五指远端指关节屈曲，如鹰爪状抓拿头部五经，边拿边向后行进，至枕外隆凸止。

〔操作要点〕按摩者整个手掌应紧贴头皮，与头部扣紧，用五指指面垂直于治疗面着力，自前向后密密抓拿，移行速度不要过快。动作要稳妥、灵活、不可呆滞，不能牵拉发根，以免引起疼痛。

〔操作频率〕每次自前向后循五经经线抓拿3~5遍。

〔操作特点〕本法主要用于头部，一手同时作用于5条经脉。本法可用于保健推拿，能够消除疲劳。

〔按摩功效〕具有祛风散寒、平肝潜阳、开窍醒神、安神定志、健脑益髓的功效。

〔适用病症〕用于治疗外感风寒、高血压、椎动脉型颈椎病、神经衰弱、失眠及各种原因引起的头昏、头痛、头胀等病症。

捏法

用拇指与屈曲成弓状的食指中节桡侧面着力或拇指和食指、中指指面用力，将治疗部位的皮肤夹持、提起，并向前捻搓的手法，称为捏法。其中，用拇指和食指着力称二指捏法；用拇指和食指、中指着力称三指捏法；用拇指和其余四指以全掌着力称五指捏法，又称为挪法。

〔按摩方法〕按摩者用拇指与余指或掌根与指面夹持住治疗部位的皮肤，

30

相对用力提捏捻搓，随即放松。

〔操作要点〕施力由轻而渐重，不得扭绞皮肤，在沿经筋或筋肉的结构形态辗转移动时要循序而行，压力应均匀，动作应连贯而有节律性。

〔操作频率〕每分钟约 20 次。

〔操作特点〕三指捏法适用于范围较小的部位，常用于颈项、腕、掌、足等；五指捏法适用于范围较大的部位，常用于头、肩、上臂、下肢等。

〔按摩功效〕具有舒筋活络、行气活血的功效。

〔适用病症〕用于治疗头痛、口眼㖞斜、风湿痹痛、肢体麻木、软组织损伤等病症。

🌸 颈椎拔伸法

沿颈椎垂直轴施加拉伸力，使颈椎间隙增宽的被动运动手法，称颈椎拔伸法（图17）。

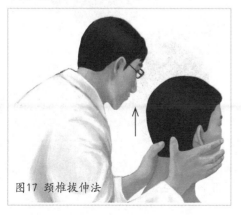

图17 颈椎拔伸法

〔按摩方法〕以坐位颈椎拔伸法为例，先将头部向前后、左右各方向轻轻摇动，待确认其颈项部肌肉基本放松后，将颈椎保持在略向前倾的位置，按摩者双手用力夹持其头部两侧，使头部获得向上的提力，两臂发力向下压肩，拉伸颈椎。

〔操作要点〕按摩时，嘱咐被按摩者自然呼吸，不得憋气，尽量做到全身放松，避免过分紧张。

〔操作频率〕每次 10 下。

〔操作特点〕本法易于操作，操作形式多样。常用于头颈部病症的治疗。

〔按摩功效〕本法对颈椎椎间关节及颈项部软组织有增宽间隙、整复与牵引、拔伸、舒展等调治功能。

〔适用病症〕用于治疗颈椎病、颈椎失稳症、落枕、项部肌肉与韧带扭伤、痉挛、劳损、疲劳等病症。

🌸 揪法

用拇指与食指指面，拇指与食指中节桡侧面，或拇指、食指、中指指面，或食指、中指二指屈曲后的相对面对合呈钳形着力，夹摄住治疗部位皮肤，向上扯动，使局部皮肤自指间滑脱而出的一种手法，称为揪法。

〔按摩方法〕按摩者用上述指法的相对面着力，用力夹持住治疗部位皮肤向外上扯拉，并使被夹持的皮肤借助自身弹力向指间滑脱而出，如此一拉一放，反复进行。

〔操作要点〕动作要灵活，应快速扯动皮肤，不可扭转旋拧。

〔操作频率〕每分钟约15下。

〔操作特点〕本方法多用于前额、颈项部。

〔按摩功效〕具有祛风散寒、疏通经络、引邪外出等功效。

〔适用病症〕用于治疗头痛、咽喉肿痛、肩背酸痛、颈项强痛等病症。

❀ 掌心击法

用掌心击打治疗部位的手法，称为掌心击法（图18）。其中，根据着力部位不同，可分为掌心击顶法和掌击拳面法。

〔按摩方法〕按摩者先将右手掌心凹陷处按放在待击穴位上，整个手掌与头顶密切接触，以使手掌的弯曲程度与头顶的生理弧度相吻合。然后，抬臂、伸腕，使手掌离开待击穴位一定距离，继而右手顺势下落并保持原来的掌形，将掌心击打到治疗穴位，着力的瞬间要使整个手

掌同时"落地"，从而接触到头顶部的全部受击部位，使震击作用沿人体脊柱的纵轴垂直向下传导。

〔操作要点〕要求落点正确，掌面着实。用力迅捷，每次击打后，随即"弹"起，并保持掌形不变，再行下一次击打。整个动作不拖泥带水，忌用猛力盲目捶击。

〔操作频率〕每次治疗击打3~5次。

〔操作特点〕本法作用力重而不滞，实而巧"脆"，如顽石击水，使震击力迅捷地波及头脑，并因浊阴下降、清阳上升而产生一种激越振奋的快感。本法主要用于击打头顶部百会、

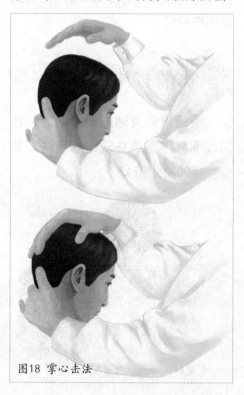

图18 掌心击法

32

囟会等穴位，也可用于击打拳面。

〔按摩功效〕具有安神定魂、愉悦精神、宣畅气血、平肝息风、潜阳降压的功效。

〔适用病症〕用于治疗头痛、失眠、高血压、神经衰弱、精神萎靡、颈椎病等病症。

啄法

啄法又称为丈法，是指用双手五指指尖以轻快的节律交替叩击治疗部位的手法（图19）。

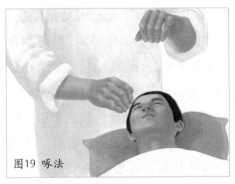

图19 啄法

〔按摩方法〕按摩者沉肩、垂肘，双手五指对准治疗部位，以腕关节为运动中心环节，双手此起彼落，以轻快的节律在治疗定点叩击；或在较大治疗面积内做上下、左右移动叩击；或沿着治疗经线做来回往复叩击。

〔操作要点〕叩击力的方向要与治疗面垂直，用腕部与手指轻巧的弹性

动作完成手法。五指着力时，各指间关节既要有一定的挺立，又要保持一定的弹性。不要绷紧僵硬，作用力要刚中有柔，达到一定的刺激量而使人感到舒适缓和。

〔操作频率〕每分钟约100次。

〔操作特点〕本法着力面积较大，作用力刚劲而轻快柔和，是一种轻至中等强度的叩击法。

〔按摩功效〕具有安神醒脑、疏通气血、振奋阳气等作用。

〔适用病症〕用于治疗头痛、失眠、健忘、精神萎靡等病症。

小指侧击法

两手掌相合，用两小指尺侧面击打体表一定部位的手法，称为小指侧击法。

〔按摩方法〕按摩者两手掌心合拢，沉肩、垂肘，屈肘90°~100°，前臂取立位，两手五指自然分开，以双肘关节发力带动腕关节做桡偏、尺偏活动，使两手两小指尺侧着力于治疗部位，进行有节律的击打。击打时由于按摩者四指间的皮肤相互撞击，可发出有节奏的啪声。

〔操作要点〕腕关节放松，尽量减小前臂上下摆动的幅度，腕关节做被

动的桡偏、尺偏活动。两掌及手指要相对贴实，避免击打时滑脱。动作要有节律性。

〔操作频率〕每分钟 100 次左右。

〔操作特点〕此法着力缓和舒适，刺激量小，适用于头、颈、肩等部位，常作为治疗的结束手法。临床上多用于保健推拿，亦可用于美容。

〔按摩功效〕具有舒筋活络、行气活血、缓解疲劳的功效。

〔适用病症〕用于治疗头昏、头晕、头痛、颈及肩背疼痛等病症。

弹击法

用手指背侧指甲部弹击体表的方法，称弹击法（图20）。

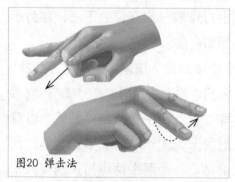

图20 弹击法

〔按摩方法〕按摩者食指或中指用力迅速弹出，用食指指甲或中指指甲部弹击治疗部位。

〔操作要点〕动作要灵活自如。持续弹击时，力量要均匀，不能忽轻忽重，

弹击的强度以不引起疼痛为度。

〔操作频率〕每分钟 30 次。

〔操作特点〕本法适用于全身各部，头顶、关节等部位常用。

〔按摩功效〕具有舒筋通络、行气活血的功效。

〔适用病症〕主治头痛、颈项强痛等病症。

击点法

以中指端，或拇指、食指、中指，或五指捏拢后的指端进行击打点穴的方法，称为击点法（下页图21）或指点法。其中，根据着力部位不同，又分别称为中指点击法（图21-a）、五指点击法（图21-b）与三指点击法（图21-c）。

〔按摩方法〕按摩者轻度点击时，以腕关节为中心，沉肩、垂肘，先伸腕将手抬起，接着腕关节用力顺势下落，以一种富有弹性的力对准穴点做点击叩击；以较重力度点击时，要以肘关节为中心，沉肩并屈肘90°~100°。操作时，先将前臂抬起，同时伸腕，使前臂与腕用力，快速地顺势下落，以着力指端对准治疗穴点击打。

〔操作要点〕要垂直用力，力度要由轻渐重，稳定持续，切忌用猛力。

〔操作频率〕每分钟约30次。

〔操作特点〕本法动作快捷，劲力迅猛，渗透力强，刺激量大，作用力可迅速传到组织深层。

〔按摩功效〕具有振奋精神、开达郁闭、发散壅阻、激发元阳、活跃气机、蠲痹镇痛的作用。

〔适用病症〕用于治疗神经衰弱、失眠、脑性瘫痪、癔症性瘫痪、小儿麻痹后遗症、末梢神经炎、急性感染性多发性神经炎、偏瘫等病症。

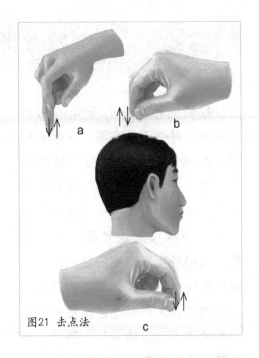

图21 击点法

健康小提示

穴位也"怕累"，不要无止境地反复按摩

　　按摩穴位、反应点或反射区等，可以产生刺激信息。这些信息经过一定的途径，到达病变部位，可起到治疗与改善疾病的作用。刺激信息的传递，关键是在穴位、反应点或反射区等部位上做功。做功量不够，信息量不强烈，达不到应有的舒解效果；做功量过大，信息量过多，会造成穴位疲劳，反而导致穴位接受刺激信息的能力减弱，即机体经络穴位对按摩刺激的应答力下降，就会降低效果，产生所谓的经穴疲劳综合征。所以，按摩穴位要定时定量、有规律、有节奏地进行，不要无止境地反复按摩。

　　按摩开始时，穴位的压痛敏感，多次按压后，压痛就不敏感了。按摩多日后，病情好转，穴位、反应点的压痛随之减轻，这是疾病好转的必然结果。如果病情没有好转，而压痛明显迟钝，这就是穴位疲劳现象。

　　那么，遇到穴位疲劳的情况，我们该怎么办呢？其实，左右两只手有着同样的穴位、反应点，如果左手的穴位、反应点疲劳了，可以调换使用右手的，也可以左右手交叉轮流使用。

头部按摩的优点

我们的祖先在几千年的历史长河中，经过不断实践、积累和完善，最终形成了按摩相关理论体系。推拿是人类最古老的医疗方法之一，也是中医学的一个重要组成部分。在科技高速发展的当今社会，人们的生活节奏日益加快。随着对宏观世界和人体自身的认知水平的增长，人们对贴近自然的疗法日益关注，我国的针灸、刮痧、按摩等传统疗法受到了国际社会的大力推崇。头部按摩因为具有诸多的优越性，更值得我们进一步研究和推广。其优越性主要表现在以下几个方面：

◎**简单易学**：因为头部按摩关联的部位较少，手法相对较为简单，基本定位和常用手法比较简单，容易学会。

◎**操作方便**：只要做一些非常简单的准备就可以进行头部按摩了，具有较强的可行性。

◎**经济实惠**：头部按摩不花、少花钱就能达到预防和治疗疾病的目的。

◎**非常灵活**：其灵活性表现在两个方面：首先是操作非常灵活，可以两个人互相交换操作，也可以自己给自己操作，不受时间、地点等外部环境的影响；其次是选穴较为灵活，同一种病可以选择不同治疗方案，而且操作频率可根据自己的情况做出灵活安排。

◎**安全有效**：长期大量的临床实践证明，穴位按摩不但疗效显著，而且相对安全，是一种没有创伤的"自然疗法"。

◎**疗效神奇**：头部按摩不仅简单易学、灵活方便，更重要的是其疗效奇特，是一种无创伤、无不良反应的标本兼顾的全身治疗法，特别是对一些慢性病症和痛症的治疗，能显示出非常神奇的疗效。

◎**辅助诊断**：因头部穴位与人体脏腑经络都有对应关系，在按摩头部相应穴位时有时会有意想不到的发现，这有助于提早发现和诊断疾病。

◎**防治结合**：经常做头部按摩，可以无病可防、有病可治、防治结合，这一特点充分体现了中医"治未病"的思想。

头部按摩的适应证和禁忌证

 适应证

◎**骨伤科疾病:** 如落枕、颈椎病、肩周炎、网球肘、各关节及全身各部位的软组织损伤等。

◎**内科疾病:** 如高血压、冠心病、心动过速、脑卒中后遗症、面瘫、神经衰弱、上呼吸道感染、慢性支气管炎、哮喘、急慢性胃肠炎、便秘、遗尿、阳痿等。

◎**外科疾病:** 如肠粘连、慢性阑尾炎、前列腺增生、乳腺小叶增生等。

◎**妇科疾病:** 如月经不调、痛经、闭经、盆腔炎等。

◎**儿科疾病:** 如小儿感冒、消化不良、疳积、惊风、百日咳、肌性斜颈等。

◎**五官科疾病:** 如鼻炎、咽炎、近视、斜视、耳鸣、耳聋、牙痛、梅尼埃病等。

禁忌证

◎有皮肤病及皮肤破损处,影响按摩的患者,包括湿疹、癣、疱疹、脓肿、蜂窝织炎、溃疡性皮肤病、烫伤、烧伤等。

◎有感染性疾病者,如骨髓炎、骨结核、化脓性关节炎、丹毒等。

◎诊断尚不明确的急性脊柱损伤伴有脊髓症状的患者。

◎内外科疾病严重者,如严重心脏病、肝病、肺病、急性十二指肠溃疡、急腹症及患有各种恶性肿瘤者。

◎急性软组织损伤且局部肿胀严重的患者。

◎有开放性损伤者,有血管、神经的吻合术者。

◎有可疑或已经明确诊断有骨关节或软组织肿瘤者。

◎有血液病及出血倾向者,如恶性贫血、紫癜病、体内有金属固定物等按摩后易引起出血者。

◎有骨关节结核、骨髓炎、老年性骨质疏松症等骨病者。

◎有急性传染病的患者,如伤寒、白喉等。

◎体质虚弱经不起轻微手法按摩者,如久病者、年老体弱者、女性月经期及妊娠期(特别是妊娠3个月以上的孕妇)等均不宜使用按摩疗法。

◎被按摩者在极度疲劳、醉酒后神

志不清、饥饿及饭后30分钟以内的情况下也不宜按摩。

◎有精神疾病且不能和医者合作的患者。

◎各种肘关节疾病和腰椎间盘突出症急性期亦不宜按摩。

头部按摩的其他注意事项

◎**明确诊断：**选用穴位、确定手法，做到心中有数，考虑全面，有中心，有重点。

◎**操作准备：**按摩者按摩前要修整指甲、用热水洗手，同时，将指环等有碍按摩的物品预先摘掉。

◎**体位准备：**被按摩者与按摩者的位置要安排合适；特别是被按摩者要采取坐卧等姿势，要舒适而又便于操作。

◎**取穴准确：**按摩者要提前掌握常用穴位的取穴方法和操作手法，以求取穴准确，手法正确。

◎**力度适中：**按摩手法要轻重合适，因为过小起不到应有的刺激作用，过大易产生疲劳，且易损伤皮肤，所以要随时观察被按摩者的表情，做好互动，使其有舒服感。

◎**时间周期：**把握好推拿保健的时间及周期也非常关键，每次以30分钟左右为宜，最好早晚各1次，如清晨起床前和临睡前。按摩次数以2~3周为1个疗程。每个疗程之间至少间歇3~7天。

◎**饱食之后：**被按摩者饱食之后，不要急于按摩，一般应在饭后2小时左右为宜。

◎**预防着凉：**按摩时，有些被按摩者容易入睡，应取毛巾盖好，以防着凉，注意室温。当风之处，不要按摩。

◎**循序渐进：**推拿手法的次数要由少到多，推拿力量由轻逐渐加重，推拿穴位也可逐渐增加，要做到循序渐进。

◎**耐心坚持：**无论用按摩来保健还是治疗慢性病，都不是一两天就会呈现显著疗效的，常须积以时日，才逐渐显出效果来，所以应有持之以恒的态度并树立足够的自信心。

◎**特殊准备：**为了加强疗效，防止皮肤破损，在施推拿术时可选用一定的药物作润滑剂，如滑石粉、香油、按摩乳等。

◎**患者注意：**在治疗期间，尽量不要服用镇静安眠类及具有麻醉性的药物，坚决不要吸烟、喝酒；尽量不吃具有强刺激性的食物；不要过分劳累，按时规律起居，保证充足的睡眠。

标准头穴线的分区与功效

标准头穴线均位于头皮部位，按颅骨的解剖名称分额、枕、顶、颞4个区和14条标准线。现将定位和主治分述如下。

额区

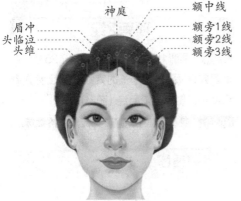

图22 额区标准头穴线示意图

额中线

定位 在额部正中发际内，自神庭穴向下引1寸长的直线，属督脉（图22）。

主治 癫痫、精神失常、鼻病等。

额旁1线

定位 在额中线外侧，直对目内眦，自眉冲穴向下引1寸长的直线，属足太阳膀胱经（图22）。

主治 冠心病、心绞痛、支气管哮喘、支气管炎、失眠等。

额旁2线

定位 在额旁1线外侧，直对瞳孔，自头临泣穴向下引1寸长的直线，属足少阳胆经（图22）。

主治 急慢性胃炎、胃十二指肠溃疡等。

额旁3线

定位 在额旁2线外侧，自头维穴内侧0.75寸处，向下引1寸长的直线，属足阳明胃经和足少阳胆经（图22）。

主治 功能性子宫出血、阳痿、遗精、子宫脱垂、尿频、尿急等。

枕区

图23 枕区标准头穴线示意图

枕上正中线

定位 在枕部，枕外粗隆上方正中的垂直线，自强间穴到脑户穴，属督脉（图23）。

主治 眼病、足癣等。

枕上旁线

定位 在枕部，枕上正中线平行外移0.5寸，属足太阳膀胱经（图23）。

39

主治 皮层性视力障碍、白内障、近视。

枕下旁线

定位 在枕部，从膀胱经玉枕穴向下引1条2寸的线（图23）。

主治 小脑疾病引起的平衡障碍。

 顶区

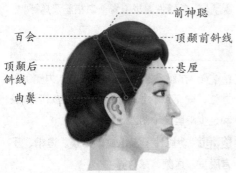

图24 顶区标准头穴线示意图

标注：前神聪、百会、顶颞前斜线、顶颞后斜线、悬厘、曲鬓

顶中线

定位 在头顶部正中线上，自百会穴达前顶穴，属督脉（图24）。

主治 瘫痪、麻木、疼痛、皮层性多尿、小儿夜尿、脱肛、高血压、头顶痛等。

顶颞前斜线

定位 在头部侧面，从前神聪穴（百会穴前1寸）到悬厘穴，有督脉、足太阳膀胱经、足少阳胆经经脉经过（图24）。

主治 进行5等分，上1/5主治对侧下肢和躯干瘫痪；中2/5主治上肢瘫痪；下2/5主治中枢性面瘫、脑动脉粥样硬化、脑卒中引起的偏瘫等。

顶颞后斜线

定位 在头部侧面，从百会穴至曲鬓穴，有督脉、足太阳膀胱经、足少阳胆经经过（图24）。

主治 将该线5等分，上1/5主治对侧下肢感觉异常；中2/5主治对侧上肢感觉异常；下2/5主治头面部感觉异常。

顶旁1线

定位 顶中线外侧1.5寸，自通天穴起向后引1.5寸长的直线，属足太阳膀胱经（图24）。

主治 腰腿瘫痪、麻木、疼痛等。

顶旁2线

定位 顶旁1线外侧，距顶中线2.25寸，自正营穴向后引1.5寸长的直线，从正营穴到承灵穴，属足少阳胆经（图24）。

主治 肩、臂、手诸症，如瘫痪、疼痛等。

 颞区

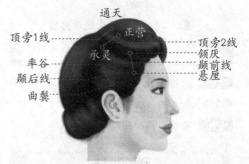

图25 顶区与颞区标准头穴线示意图

标注：通天、正营、顶旁1线、承灵、率谷、颞后线、曲鬓、顶旁2线、颔厌、颞前线、悬厘

颞前线

定位 在头部侧面，颞部两鬓内，从额角下部向耳前鬓发处引1条线，自颔厌穴至悬厘穴，属足少阳胆经（图25）。

主治 偏头痛、运动性失语、周围性面瘫及口腔疾病。

第二章

头部穴位

按摩是靠刺激穴位来疏通经络、流畅血脉，从而达到强身保健的目的。只有取穴准确才能收到良好的效果。因此，头部穴位的定位准确与否，对头部按摩的保健效果是起着决定性作用的。

头部穴位常用的三种定位方法

 "骨度"分寸法

"骨度"分寸定位法主要以骨节为标志，将两骨节之间的长度折量为一定的分寸，用以确定腧穴位置的方法（详见表1、图26）。不论男女、老少、高矮、胖瘦，均可按此在其自身测量。

现在采用的"骨度"分寸是以《黄帝内经·灵枢·骨度》所规定的人体各部的分寸为基础，并结合历代医家创用的折量分寸而确定的。

表1 头面部常用的"骨度"分寸表

部位	起止点	折量寸	度量法	说明
头面部	前发际正中至后发际正中	12	直寸	用于确定头部腧穴的纵向距离
	眉间（印堂）至前发际正中	3	直寸	用于确定前发际及其头部腧穴的纵向距离
	第7颈椎棘突下（大椎）至后发际正中	3	直寸	用于确定后发际及其头部腧穴的纵向距离
	两额角发际（头维）之间	9	横寸	用于确定头前部腧穴的横向距离
	耳后两乳突（完骨）之间	9	横寸	用于确定头后部腧穴的横向距离

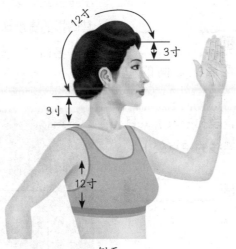

a.側面

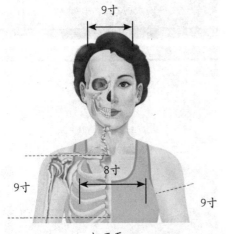

b.正面

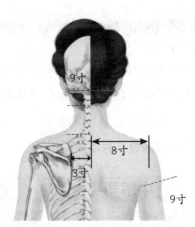

c.背面

图26 头部"骨度"分寸图

体表解剖标志法

体表解剖标志定位法是以人体解剖学的各种体表标志为依据来确定腧穴位置的方法，又称自然标志定位法。

头部

◎前发际正中（头部有发部位的前缘正中）。

◎后发际正中（头部有发部位的后缘正中）。

◎额角（发角，前发际额部曲角处）。

43

◎完骨（颞骨乳突）。

◎眉间（印堂，两眉头之间的中点处）。

◎瞳孔（正坐平时，瞳孔中央）或目中（目内眦至外眦连线的中点处）。

颈部

◎喉结（喉头凸起处）。

◎第7颈椎棘突。

手指同身寸法

手指同身寸定位法是指依据被按摩者本人手指为尺寸折量标准来量取腧穴的定位方法，又称"指寸法"。常用的手指同身寸有以下3种。

中指同身寸

以被按摩者中指中节桡侧两端纹头（拇指、中指屈曲成环形）之间的距离作为1寸（图27）。

拇指同身寸

以被按摩者拇指的指间关节的宽度作为1寸（图28）。

横指同身寸

令患者将食指、中指、无名指和小指并拢，以中指中节横纹为标准，其四指的宽度作为3寸（图29）。四指相并名曰"一夫"；用横指同身寸量取腧穴，又名"一夫法"。

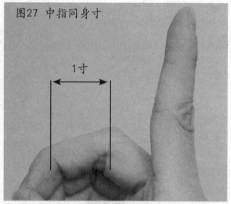

图27 中指同身寸

1寸

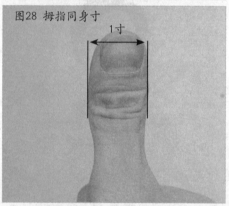

图28 拇指同身寸

1寸

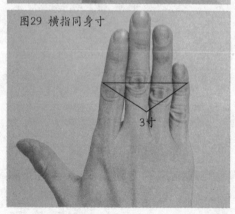

图29 横指同身寸

3寸

正经经过头部的穴位

取穴方法 喉结旁约3寸，在胸锁乳突肌的胸骨头与锁骨头之间。

穴名释义 扶，帮助、扶持；突，冲。扶突名意指大肠经经气至此后在外力的扶助下上行天部。

生理解剖 颈阔肌中，深层为肩胛提肌起始点；深层内有颈升动脉；布有耳大神经、颈横神经、枕小神经及副神经。

功能主治 消肿散结，通经止痛。可用于咽喉肿痛、瘿气、瘰疬、咳嗽、气喘、气哽、颈部手术针麻用穴；可缓解甲状腺肿大、颈部疼痛等。

按摩手法 本穴可选用旋揉、按、压、擦等方法。

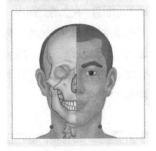

扶突

取穴方法 在胸锁乳突肌后缘，扶突穴直下1寸。

穴名释义 天，头面、皮部；鼎，炉鼎。天鼎名意指大肠经经水在此受热气化并上行于天。

生理解剖 在胸锁乳突肌下部后缘，浅层为颈阔肌，深层为中斜角肌起点；有颈升动脉；布有副神经、颈横神经、耳大神经、枕小神经，深层为膈神经的起点。

功能主治 消肿散结，可用于调整血液循环、暴暗气哽、咽喉肿痛、瘰疬、瘿气等。

按摩手法 本穴可选用旋揉、按、压等操作方法，操作时手法要轻重适宜。

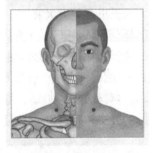

天鼎

取穴方法 上唇部水沟穴旁0.5寸，鼻孔外缘直下。

穴名释义 口，指穴在口部；禾，细长之物；髎，孔隙。指大肠经体表经脉的地部经水由此回归大肠经体内经脉。

生理解剖 在上颌骨犬齿窝部，上唇方肌止端；有面动、静脉的上唇支；布有面神经与三叉神经第2支下支的吻合丛。

功能主治 疏风清热，通利鼻窍。用于鼻塞不通、鼻衄、鼻流清涕、鼻炎、口喎、嗅觉减退等。

按摩手法 本穴可选用按、压、旋揉等操作手法。

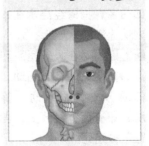

口禾髎

45

取穴方法 在鼻翼外缘中点旁，鼻唇沟中。

穴名释义 迎，收；香，脾胃生发的五谷之气。迎香名意指大肠经接收胃经供给的气血之处。

生理解剖 在上唇方肌中，深部为梨状孔的边缘；有面动、静脉及眶下动、静脉分支；布有面神经与眶下神经的吻合丛。

功能主治 散风邪、通鼻窍。用于鼻塞流涕、鼻衄、鼻息肉、感冒、急慢性鼻炎、口喎、口噤、唇肿、面肿、面痒、面神经痉挛或麻痹等，是治疗鼻疾的首选穴位。

按摩手法 本穴可用食指尖进行点、按、压、旋揉、捻等操作。

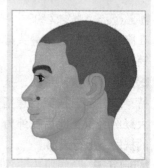

迎香

取穴方法 目正视，瞳孔直下，在眼球与眶下缘之间。

穴名释义 承，收；泣，泪、水液。承泣名意指胃经体内经脉的气血物质由本穴而出并化为水液。

生理解剖 在眶下缘上方，眼轮匝肌中，深层眶内有眼球下直肌、下斜肌；有眶下动、静脉分支，眼动、静脉的分支；布有眶下神经分支及动眼神经下支的肌支，面神经分支。

功能主治 疏风清热、开窍明目。用于眼睑跳动、迎风流泪、夜盲、结膜炎、视神经炎、视神经萎缩等。

按摩手法 本穴可用拇指指尖进行点、按、压、旋揉等操作。操作时，同时令患者闭目，避免伤及眼部。

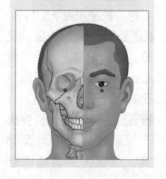

承泣

取穴方法 目正视，瞳孔直下，在眶下孔处。

穴名释义 四，数词，指四面八方；白，可见的颜色。四白名意指胃经经水在本穴快速气化为天部之气。

生理解剖 在眼轮匝肌和上唇方肌之间；有面动、静脉分支，眶下动、静脉；布有面神经分支，当眶下神经处。

功能主治 明目、祛风。用于目赤肿痛、眼睑跳动、目翳、迎风流泪、角膜炎、结膜炎、近视、眼睑下垂、青光眼、口眼喎斜、鼻炎、三叉神经痛、面肌痉挛、头痛、眩晕、胆道蛔虫等。

按摩手法 本穴可选按、压、点、揉等操作手法。

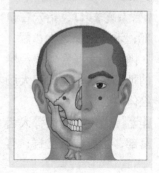

四白

取穴方法 目正视，瞳孔直下，横平鼻翼下缘处，在鼻唇沟外侧。

穴名释义 巨，大，形容穴内气血物质覆盖的穴周区域大；髎，孔隙。巨髎名意指胃经天部的阴浊之气在此化雨缓缓冷降于地部。

生理解剖 浅层为上唇方肌，深层为犬齿肌；有面动、静脉及眶下动、静脉；布有面神经及眶下神经的分支。

功能主治 疏经活络、消肿止痛、改善皮肤松弛。用于口眼㖞斜、鼻衄、牙痛、鼻炎、视力减退、面神经麻痹、唇颊肿等局部病症。

按摩手法 本穴可选用旋揉、点、按、压等操作手法。

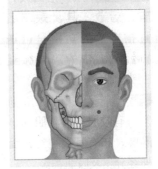

巨髎

取穴方法 在口角旁开0.4寸，上直对瞳孔。

穴名释义 地，脾胃之土地；仓，仓库，五谷存储聚散之所。地仓名意指胃经地部的经水在此聚散。

生理解剖 在口轮匝肌中，深层为颊肌；有面动、静脉；布有面神经和眶下神经分支，深层为颊神经的末支。

功能主治 祛风通络、止痉。用于口角㖞斜、口角流涎、牙痛颊肿、唇缓不收、面瘫、面神经痉挛、三叉神经痛、口臭、湿疹等。

按摩手法 本穴可用指端进行点、按、压、旋揉、捻、捏、掐等操作。

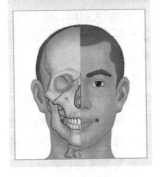

地仓

取穴方法 在下颌角前下方，咬肌附着部的前缘凹陷中，面动脉搏动处。

穴名释义 大，多；迎，受。大迎名意指胃经气血物质的大部分由本穴上输头部。

生理解剖 在咬肌附着部前缘；前方有面动、静脉；布有面神经分支及颊神经。

功能主治 消炎止痛。有助于面部血液循环与肌肤紧缩，除去脂肪，消除双下巴、口角㖞斜、口噤不开、面颊肿、面瘫、牙龈肿痛、下颌脱臼等。

按摩手法 本穴可选用旋揉、捏、点、按等操作手法。

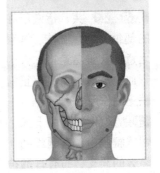

大迎

取穴方法 在下颌角前上方一横指。

穴名释义 颊，指面颊；车，运载工具。颊车名意指本穴的功用是运送胃经气血中的清气循经上头。

生理解剖 在下颌角前方，有咬肌；有咬肌动、静脉；布有耳大神经，面神经分支及咬肌神经。

功能主治 疏风通络、镇痛。用于下齿痛、牙关不利、颊肿、口角㖞斜、三叉神经痛、腮腺炎、颈项强直、面肌痉挛、面肿、失音不语、扁桃体炎、颞颌关节炎、咬肌痉挛、面神经麻痹等。

按摩手法 本穴可选用旋揉、按、压、点等操作方法。

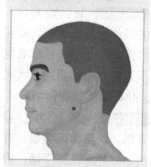

颊车

取穴方法 在颧弓下缘中央与下颌切迹之间凹陷中。

穴名释义 下，指调节的气血物质为属阴、属下的浊重水湿；关，关卡。下关名意指胃经上输头部的气血物质在此分清降浊。

生理解剖 在颧弓下缘，皮下有腮腺，为咬肌起始部；有面横动、静脉，最深层为上颌动、静脉；布有面神经颧支及下颌神经耳颞神经分支，最深层为下颌神经。

功能主治 疏风清热、通利牙关。用于牙关不利、牙痛、口眼㖞斜、耳鸣、耳聋、咬肌痉挛、中耳炎、面神经麻痹等。

按摩手法 本穴可选用按、压、旋揉、点等操作手法。

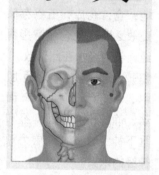

下关

取穴方法 在额角发际直上0.5寸，头正中线旁开4.5寸。

穴名释义 头，指穴所在的部位；维，维持、维系之意。头维名意指本穴的气血物质有维持头部正常秩序的作用。

生理解剖 在颞肌上缘，帽状腱膜中；有颞浅动、静脉的额支；布有耳颞神经的分支、上颌神经及面神经颞支。

功能主治 泻风火、利头目。用于头痛、目眩、目痛、视物不清、迎风流泪、眼睑跳动、面神经麻痹、眼轮匝肌痉挛、精神分裂症、三叉神经痛等。

按摩手法 本穴可用点、按、压、旋揉、捻、抵、捏、弹等操作手法。

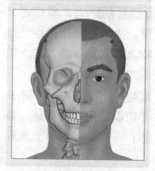

头维

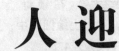

取穴方法 喉结旁1.5寸，在胸锁乳突肌的前缘，颈总动脉搏动处。

穴名释义 人，三部九候的人部，指胸腹部；迎，迎受。指胃经气血由此下传胸腹各部位。

生理解剖 在颈内、外动脉分歧处，有甲状腺上动脉及颈前浅静脉，外为颈内静脉；布有颈皮神经、面神经颈支，深层为颈动脉球，最深层为交感神经干，外侧有舌下神经降支及迷走神经。

功能主治 通经活络、促进血液循环。用于瘿气、瘰疬、咽喉肿痛、高血压、气喘、无脉症、低血压等。

按摩手法 本穴常用指尖或指腹进行旋揉、按、压等操作。

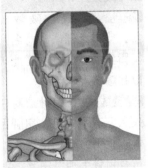

取穴方法 在颈前部，在人迎穴与气舍穴连接的中点，胸锁乳突肌的前缘。

穴名释义 水，指穴内的物质为地部水液；突，突破。水突名意指胃经的地部经水大量气化。

生理解剖 有颈阔肌，在甲状软骨外侧，胸锁乳突肌与肩胛舌骨肌上腹的交叉点，外侧为颈总动脉。

功能主治 祛疏风清热、消炎止痛。用于咽喉肿痛、声音沙哑、咳嗽、喘息、支气管炎、甲状腺肿大等。

按摩手法 本穴可选用旋揉、按、压、擦等操作方法，操作时手法要轻重适宜，不可用力过重过猛。

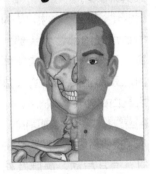

取穴方法 人迎穴直下，在锁骨胸骨端的上缘，胸锁乳突肌的胸骨头与锁骨头中间的凹陷中。

穴名释义 气，指穴内物质为天部之气；舍，来源之意。气舍名意指本穴为胃经经气的重要来源。

生理解剖 有颈阔肌，胸锁乳突肌起始部；有颈前浅静脉，深部为颈总动脉；布有锁骨上神经前支、舌下神经的分支。

功能主治 软坚散结、活血祛瘀。用于咽喉肿痛、瘿瘤、瘰疬、气喘、呃逆、颈项强痛、消化不良、恶心、呕吐等。

按摩手法 本穴可选用揉、按、点等操作手法。

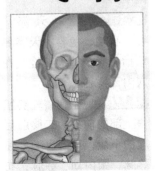

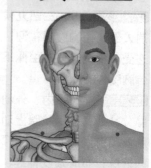

缺盆

取穴方法 在锁骨上大窝，锁骨上缘凹陷中，前正中线旁开4寸。

穴名释义 缺，破散；盆，受盛之器。缺盆名意指胃经的地部经水在此破散并输布人体各部。

生理解剖 在锁骨上窝中央点，有颈阔肌、肩胛舌骨肌；下方有颈横动脉；布有锁骨上神经中支，深层正当臂丛的锁骨上部。

功能主治 活血祛瘀、通络止痛。用于咳嗽、气喘、咽喉肿痛、胸中热、瘰疬、肩痛引项、上肢麻痹或痉挛等。

按摩手法 本穴可选用点、按、揉等操作手法，操作时手法要轻重适宜，不可用力过重过猛。

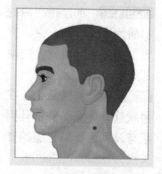

天窗

取穴方法 扶突穴后，在胸锁乳突肌的后缘，约喉结旁开3.5寸。

穴名释义 天，指穴内气血所在的部位为头部；窗，窗户。天窗名意指体内从颈部上传头部的火热之气由此外传体表。

生理解剖 在斜方肌前缘，肩胛提肌后缘，深层为头夹肌；有耳后动、静脉及枕动、静脉分支；布有颈皮神经，正当耳大神经丛的发出部及枕小神经处。

功能主治 通窍利咽、消炎止痛。用于耳鸣、耳聋、咽喉肿痛、暴喑、颈项强痛、腮腺炎、扁桃体炎、颈肩僵硬、手臂酸痛、甲状腺肿大等。

按摩手法 本穴可选用按、压、旋揉等操作手法。

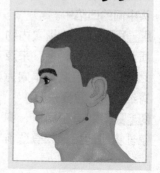

天容

取穴方法 在下颌角的后方，胸锁乳突肌的前缘凹陷中。

穴名释义 天，天部；容，容纳、包容。天容名意指小肠经的天部经气在穴内云集汇合。

生理解剖 在胸锁乳突肌停止部的前缘，二腹肌后腹的下缘；前方有颈外浅静脉，颈内动、静脉；布有耳大神经的前支、面神经的颈支、副神经，其深层为交感神经干的颈上神经节。

功能主治 活络通窍、消炎止痛。用于耳鸣、耳聋、咽喉肿痛、头痛、扁桃体炎、颊肿、咽中如哽、颈项强痛、落枕等。

按摩手法 本穴可选用按、压、旋揉等操作手法。

取穴方法 在面部，颧骨下缘，目外眦直下凹陷处。

穴名释义 颧，颧骨，指穴所在的部位；髎，孔隙。颧髎名意指经气在此化雨冷降，降于地部后由地部孔隙流注体内。

生理解剖 在颧骨下颌突的后下缘稍后，咬肌的起始部，颧肌中；有面横动、静脉分支；布有面神脉及眶下神经。

功能主治 祛风消肿、止痉，还可改善面部松弛度。用于口眼㖞斜、眼睑跳动、眼睛疲劳、上齿痛、唇肿、鼻炎、三叉神经痛、面神经麻痹、面肌痉挛等。

按摩手法 本穴可选用点、揉、按、压等操作手法。

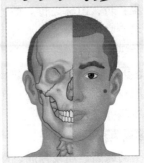

颧 髎

取穴方法 在面部，耳屏正中与下颌骨髁突之间的凹陷中。

穴名释义 听，收听，听到；宫，宫殿，内部宽大之所，此指本穴作用的部位为耳腔。听宫名意指小肠经经水由本穴流注体内，耳的正常听觉功能得以保证。

生理解剖 有颞浅动、静脉的耳前支；布有面神经及三叉神经第3支的耳颞神经。

功能主治 开窍聪耳，是治疗耳疾的要穴。用于耳鸣、耳聋、脓耳、牙痛、头痛、头晕、中耳炎、视力下降、记忆力减退等。

按摩手法 本穴可选用点、揉、按、压等操作手法。

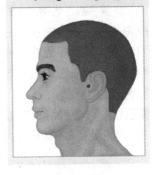

听 宫

取穴方法 在面部，眉头凹陷中，额切迹处。

穴名释义 睛，眼睛；明，光明、明亮之意。睛明名意指眼睛接受膀胱经之血而变得明亮。

生理解剖 在眶内缘睑内侧韧带中，深部为眼内直肌；有内眦动、静脉和滑车上下动、静脉，深层上方有眼动、静脉本干。

功能主治 疏风明目。用于目赤肿痛、视物不明、目眩、近视、夜盲、色盲、散光、角膜炎、结膜炎、视网膜炎、视神经萎缩、面神经麻痹、急性腰扭伤、坐骨神经痛、心动过速。

按摩手法 本穴可选用点、按、压、擦等操作手法。

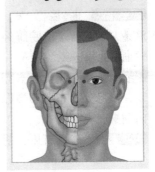

睛 明

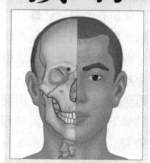

攒竹

取穴方法 眉头凹陷中，额切迹处。

穴名释义 攒，捆扎、聚集；竹，山林之竹。攒竹名意指膀胱经湿冷水汽由此吸热上行。

生理解剖 有额肌及皱眉肌；在额动、静脉处；布有额神经内侧支。

功能主治 祛风明目。用于前额痛、眉棱骨痛、眼睑跳动、眼睑下垂、视物不明、近视、急性结膜炎、视神经萎缩、面肌痉挛、面瘫、口眼㖞斜、目赤肿痛、迎风流泪、鼻炎、鼻窦炎等。

按摩手法 本穴可用点、按、压、揉等操作手法。操作时，手法宜由轻到重，注意保护眼周组织。

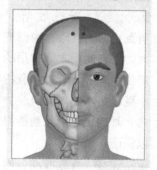

眉冲

取穴方法 在攒竹穴之上，入发迹0.5寸。

穴名释义 眉，眼眶上的毛发，其色黑，此指穴内的气血物质为寒冷的水湿之气；冲，冲射。眉冲名意指膀胱经气血在本穴的运行为向上冲行。

生理解剖 有额肌；当额动、静脉处；布有额神经内侧支。

功能主治 疏风清热、镇痉宁神。用于痫症、头痛、目眩、视物不明、鼻塞、鼻衄、癫痫、眼肌痉挛、三叉神经痛、结膜炎。

按摩手法 本穴可用点、按、压、揉、推、弹等操作手法。

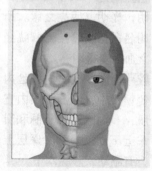

曲差

取穴方法 在头部，前发际正中直上0.5寸，旁开1.5寸。

穴名释义 曲，隐秘；差，派遣。曲差名意指膀胱经气血由此输送头之各部。

生理解剖 有额肌；当额动、静脉处；布有额神经内侧支。

功能主治 疏风清热、明目安神。用于头痛、头晕、目视不明、目痛、目眩、鼻塞、鼻衄、气喘、心烦、面神经麻痹、三叉神经痛。

按摩手法 本穴可采用点、按、压、揉、推等操作手法。

五处

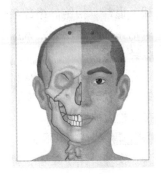

取穴方法 位于头部，前发际正中直上1寸，旁开1.5寸。

穴名释义 五，东南西北中五方；处，处所。五处名意指穴内气血来自头部各处。

生理解剖 有额肌；当额动、静脉处；布有额神经内侧支。

功能主治 散风清热、明目镇痉。用于头痛、目眩、目视不明、癫痫、三叉神经痛、结膜炎、青光眼、鼻炎、神经官能症。

按摩手法 本穴可用中指端进行点、按、压、揉、推、弹击、指擦等操作。

承光

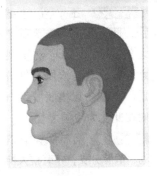

取穴方法 在头部，前发际正中直上2.5寸，旁开1.5寸。

穴名释义 承，受，指穴内气血从外部收受而来；光，亮，热。承光名意指膀胱经气血在此进一步受热胀散。

生理解剖 有帽状腱膜；有额动、静脉，颞浅动、静脉及枕动、静脉的吻合网；在额神经外侧支和枕大神经会和处。

功能主治 散风清热、明目降逆。用于头痛、目眩、呕吐烦心、目视不明、鼻塞多涕、癫痫、鼻炎、感冒、热病。

按摩手法 本穴可用中指端进行点、按、压、揉、推、弹击、指擦等操作。

通天

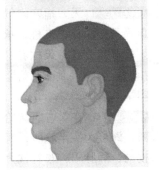

取穴方法 在头部，前发际正中直上4寸，旁开1.5寸。

穴名释义 通，通达；天，天部。通天名意指膀胱经气血由此上行至天部。

生理解剖 有帽状腱膜；颞浅动、静脉及枕动、静脉的吻合网；布有枕大神经分支。

功能主治 散风清热、宣肺利鼻。用于头痛、头重、目眩、鼻塞、鼻衄、鼻渊、慢性支气管炎、三叉神经痛。

按摩手法 本穴可用点、按、压、揉、推、指擦等操作手法。

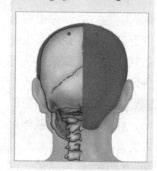

络却

[取穴方法] 在头部，前发际正中直上5.5寸，旁开1.5寸。

[穴名释义] 络，联络；却，退却、拒绝。络却名意指头部气血由此汇入膀胱经。

[生理解剖] 在枕肌停止处；有枕动、静脉分支；布有枕大神经分支。

[功能主治] 息风平肝、清心安神。用于眩晕、鼻塞、癫狂、头晕、视物不明、耳鸣、项肿、瘿瘤、面神经麻痹、甲状腺肿、枕肌和斜方肌痉挛。

[按摩手法] 本穴可用点、按、压、揉、推、弹击、指擦等操作手法。

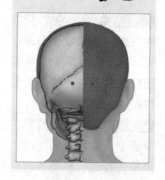

玉枕

[取穴方法] 在头部，后发际正中旁开1.3寸，横平枕外隆凸上缘。

[穴名释义] 玉，金性器物，此言穴内气血为肺金之气；枕，头与枕接触之部位，此言穴所在的位置。玉枕名意指膀胱经气血在此化为冷湿之气。

[生理解剖] 有枕肌；有枕动、静脉分支；布有枕大神经分支。

[功能主治] 解表清热、明目降逆。用于头颈痛、目痛、鼻塞、恶风、呕吐、视觉减退、多汗症。

[按摩手法] 本穴可用点、按、揉、推、弹击、指擦等操作手法。

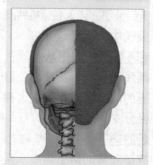

天柱

[取穴方法] 颈后部，后发际正中直上0.5寸，旁开1.3寸，斜方肌外缘凹陷中。

[穴名释义] 天，指穴内气血为天部；柱，支柱，承重的坚实之物。天柱名意指膀胱经的气血在此为坚实饱满之状。

[生理解剖] 在斜方肌起始部，深层为头半棘肌；有枕动、静脉干；布有枕大神经干。

[功能主治] 疏风解表、明目止痛。用于后头痛、项强、目眩、目赤肿痛、高血压、晕车、肩背腰痛、鼻塞、咽喉炎、神经衰弱。

[按摩手法] 本穴可用点、按、压、揉、推、刮等操作手法。

取穴方法 在耳后乳突后下方，胸锁乳突肌的后缘凹陷中，横平下颌角处。

穴名释义 天，天部，阳气；牖，窗户。天牖名意指三焦经气血在此吸热后上行天部。

生理解剖 在胸锁乳突肌止部后缘；有枕动脉肌支，耳后动、静脉及颈后浅静脉；布有枕小神经本干，深层为副神经。

功能主治 清头利咽、清耳明目、通络止痛。用于头痛、头晕、项强、目不明、突发性聋、鼻衄、喉痹、瘰疬、肩背痛等。

按摩手法 本穴可选用按、压、旋揉、捏等操作手法，操作时用力不可过重，时间可以适当延长。

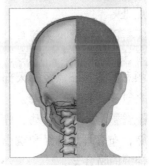

天 牖

取穴方法 在乳突前下方与下颌角之间的凹陷中。

穴名释义 翳，用羽毛做的华盖，为遮蔽之物；风，穴内之气为风行之状。翳风名意指三焦经经气在此化为天部的阳气。

生理解剖 有耳后动、静脉，颈外浅静脉；布有耳大神经，深层为面神经干从茎乳突传出处。

功能主治 散风活络、通窍聪耳。用于耳鸣、耳聋、中耳炎、聋哑、口眼㖞斜、面风、牙关紧闭、颊肿、腮腺炎、下颌关节炎、面神经麻痹、语言不利、瘰疬、三叉神经痛。

按摩手法 本穴可用拇指指尖进行点、按、压等操作。操作时，手法宜轻。

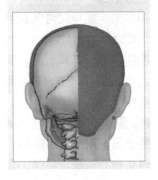

翳 风

取穴方法 在耳后，翳风穴与角孙穴沿耳轮弧形连线的下1/3与上2/3交点处。

穴名释义 瘈，指犬的发狂之状，行之状；脉，脉气。瘈脉名意指三焦经冷缩收引的下行水汽在此急速胀散。

生理解剖 在耳后肌上；有耳后动、静脉；布有耳大神经耳后支。

功能主治 清热、解痉、通窍。用于头痛、耳鸣、耳聋、小儿惊风、呕吐、视神经炎、急性胃肠炎。

按摩手法 本穴可用拇指指尖进行点、按、压、擦、揉等操作。

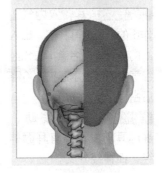

瘈 脉

【取穴方法】 在耳后，翳风穴与角孙穴沿耳轮弧形连线的上1/3与下2/3交点处。

【穴名释义】 颅，头盖骨、肾主之水；息，停息。颅息名意指三焦经的天部之气在此处收引冷降。

【生理解剖】 有耳后动、静脉；布有耳大神经和枕小神经的吻合支。

【功能主治】 通窍息风、镇惊止痛。用于头痛、耳鸣、耳聋、小儿惊风、呕吐、中耳炎、甲状腺肿大。

【按摩手法】 本穴可用点、按、压、擦、揉等操作方法。操作时，手法宜轻，不可过重，操作时间可以适当延长。

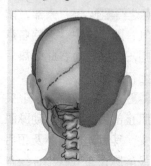

颅 息

【取穴方法】 在头部，耳尖正对发际处。

【穴名释义】 角，耳，肾；孙，火。此指穴内气血为天之天部的气态物。

【生理解剖】 有耳上肌；颞浅动、静脉耳前支；布有耳颞神经分支。

【功能主治】 清热散风、消肿止痛。用于耳部肿痛、偏头痛、头晕、项强、目赤肿痛、目翳、牙痛、颊肿、中耳炎、腮腺炎、角膜白斑、视神经炎、晕车等。

【按摩手法】 本穴可选用点、按、压、擦、揉、弹、扫散等操作方法。

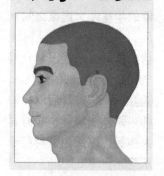

角 孙

【取穴方法】 在耳屏上切迹与下颌骨髁状突之间凹陷处。

【穴名释义】 耳，穴内气血作用的部位为耳；门，出入的门户。耳门名意指三焦经经气中的滞重水湿在此冷降后由耳孔流入体内。

【生理解剖】 有颞浅动、静脉耳前支；布有耳颞神经，面神经分支。

【功能主治】 通气机、开耳窍。用于耳鸣、耳聋、牙痛、颈颔痛、中耳炎、下颌关节炎。

【按摩手法】 本穴可选用点、按、压、揉等操作方法。

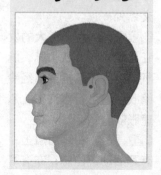

耳 门

取穴方法 鬓发后际，耳郭根前，在颞浅动脉的后缘。

穴名释义 耳，穴内气血作用的部位为耳；和，通"禾"，五谷之代称，此指气血中的脾土微粒；髎，孔隙。耳和髎名意指三焦经经气及穴外汇入的寒湿水汽在此化雨冷降。

生理解剖 有颞肌和颞浅动、静脉；布有耳颞神经分支、面神经颞支。

功能主治 散风止痛、清热明目。用于头痛、耳鸣、牙关紧闭、口㖞、偏头痛、三叉神经痛、面肌痉挛、下颌关节炎。

按摩手法 本穴可选用点、按、压、抹、揉等操作方法。

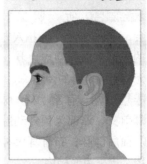

耳和髎

取穴方法 位于眉梢的凹陷处。

穴名释义 丝竹，古指弦乐器，八音之一，此指气血的运行犹如声音飘然而至；空，空虚。丝空竹名指穴外天部的寒湿水汽由此汇入三焦经后冷降归地。

生理解剖 有眼轮匝肌；有颞浅动、静脉额支；布有面神经颧眶支及耳颞神经分支。

功能主治 散风止痛、清热明目。用于癫痫、偏正头痛、目眩、目赤肿痛、眼睑跳动、牙痛、结膜炎、角膜炎、面瘫。

按摩手法 本穴可用食指进行点、按、压、旋揉等操作。操作时应注意同时令患者闭目，避免伤及眼部。

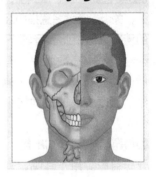

丝竹空

取穴方法 位于目外眦外侧0.5寸凹陷中。

穴名释义 瞳子，指眼珠中的黑色部分，为肾水所主之处，此指穴内气血为肾水特性的寒湿水汽；髎，孔隙。瞳子髎名意指穴外天部的寒湿水汽在此汇集后冷降归地。

生理解剖 有眼轮匝肌，深层为颞肌；当颧眶动、静脉分布处；布有颧面神经和颧颞神经、面神经的额颞支。

功能主治 祛风清热、明目止痛。用于头痛、目赤肿痛、畏光流泪、目翳、视物不清、结膜炎、角膜炎、夜盲、三叉神经痛。

按摩手法 本穴可用中指端进行旋揉、按、压等操作。

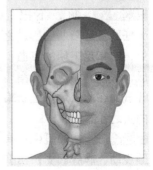

瞳子髎

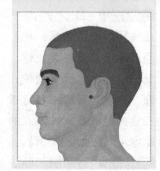
听会

取穴方法 在耳屏间切迹与下颌骨髁突之间的凹陷处。

穴名释义 听，听觉；会，会聚。听会名意指穴内的天部气血为空虚之状，无物阻隔声音的传递。

生理解剖 有颞浅动脉耳前支，深部为颈外动脉及面后静脉；布有耳大神经，皮下为面神经。

功能主治 通经络、开耳窍。用于耳鸣、耳聋、聤耳、面痛、牙痛、口眼㖞斜、中耳炎、幻听、面神经麻痹。

按摩手法 本穴可选用按、压、点、旋揉等操作方法。

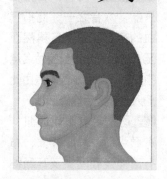
上关

取穴方法 下关穴直上，在颧弓上缘中央凹陷处。

穴名释义 上，上行；关，关卡。上关名意指胆经的清阳之气由此上行。

生理解剖 在颞肌中；有颧眶动、静脉；布有面神经的颧眶支及三叉神经小分支。

功能主治 疏风清热、开窍益聪。用于耳鸣、耳聋、脓耳、偏头痛、牙痛、面痛、三叉神经痛、口眼㖞斜、口噤、青光眼、视神经炎、面神经麻痹、面神经痉挛等。

按摩手法 本穴常用点、按、旋揉、抹等操作手法。

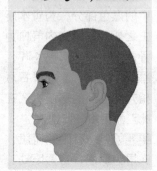
颔厌

取穴方法 在头维穴与曲鬓穴弧形连线的上1/4与下3/4交点处。

穴名释义 颔，下巴，为任脉及足阳明经所过之处，此指足阳明的气血；厌，厌倦。颔厌名意指胆经气血在此以风行之状输向头之各部。

生理解剖 在颞肌中；有颞浅动、静脉额支；布有耳颞神经颞支。

功能主治 疏风清热、活络止痛。用于偏头痛、眩晕、耳鸣、目外眦痛、牙痛、鼻炎、惊痫、三叉神经痛、面神经麻痹等。

按摩手法 本穴常用点、按、抹、旋揉、抵等操作手法。

【取穴方法】 在头维穴与曲鬓穴弧形连线的中点处。

【穴名释义】 悬，吊挂；颅，古指头盖骨，此指穴内气血为寒湿水汽。悬颅名意指胆经的天部之气在此散热后吸附水湿。

【生理解剖】 在颞肌中；有颞浅动、静脉额支；布有耳颞神经颞支。

【功能主治】 清热散风、散风活络、消肿止痛。用于偏头痛、目赤肿痛、牙痛、面肿、三叉神经痛、神经性头痛、神经衰弱。

【按摩手法】 本穴可选用点、按、压、旋揉、抵、扫散、抹等操作手法。

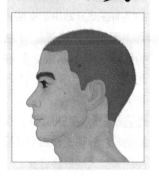

悬 颅

【取穴方法】 在头维穴与曲鬓穴弧形连线的下1/4与上3/4交点处。

【穴名释义】 悬，吊挂；厘，治理。悬厘名意指胆经气血在此降浊分清。

【生理解剖】 在颞肌中；有颞浅动、静脉额支；布有耳颞神经颞支。

【功能主治】 散风活络、理气止痛。用于偏头痛、目赤肿痛、耳鸣、面肿、上齿痛、三叉神经痛、角膜炎、结膜炎、鼻炎、胃炎。

【按摩手法】 本穴可选用点、按、压、弹、抵、旋揉、推摩、扫散等操作手法。

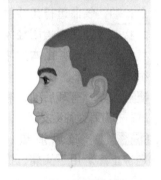

悬 厘

【取穴方法】 鬓角发际后缘与耳尖水平线的交点处。

【穴名释义】 曲，隐秘；鬓，鬓发，既为肾气所主之物，又为血之余气，此指穴内气血为水湿，其性温热。曲鬓名意指胆经经气在此化雨而降。

【生理解剖】 在颞肌中；有颞浅动、静脉额支；布有耳颞神经颞支。

【功能主治】 息风止痉、清热消肿、散风活络。用于头痛连齿、颊颔肿、牙关紧闭、暴喑、目赤肿痛、结膜炎、视神经炎、三叉神经痛、颞肌痉挛。

【按摩手法】 本穴可选用点、按、压、旋揉、推摩等操作手法。

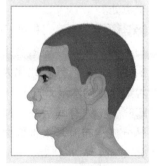

曲 鬓

取穴方法 耳尖直上，入发际1.5寸。

穴名释义 率，此指胆经的气血在此开始由阳变阴；谷，两山所夹孔隙。率谷名意指胆经的水湿之气在此吸热后化为阳气而上行至天之上部。

生理解剖 在颞肌中；有颞动、静脉顶支；布有耳颞神经和枕大神经会合支。

功能主治 散风活络、息风止痉。用于偏头痛、眩晕、小儿急慢性惊风、结膜炎、角膜炎、面神经麻痹。

按摩手法 本穴可选用点、按、压、弹、旋揉、推摩、扫散等操作手法。

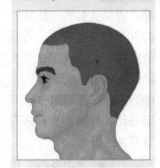
率谷

取穴方法 耳根后缘直上，入发际2寸。

穴名释义 天，天部气血；冲，气血运行为冲射之状。天冲名意指胆经经气吸热后胀散并由本穴冲射于天之各部。

生理解剖 有耳后动、静脉；布有耳大神经支。

功能主治 疏风清热、定惊止痛。用于头痛、惊悸、癫痫、牙齿肿痛、癔症、瘿气、甲状腺肿、听力减退、视神经炎、三叉神经痛、耳聋、耳鸣、眩晕、牙龈炎等。

按摩手法 本穴可选用点、按、压、旋揉、推摩等操作手法。

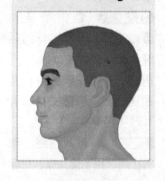
天冲

取穴方法 耳后乳突的后上方，在天冲穴与完骨穴弧形连线的上1/3与下2/3交点处。

穴名释义 浮，漂浮；白，肺之色。浮白名意指胆经的阳热风气在此化为温热之性的水湿云气。

生理解剖 有耳后动、静脉分支；布有耳大神经之分支。

功能主治 疏风清热、通经活络。用于头痛、耳鸣、耳聋、瘿气、臂痛不举、视神经炎等。

按摩手法 本穴可选用点、按、压、弹、旋揉、推摩、扫散等操作手法。

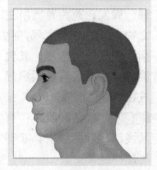
浮白

头窍阴

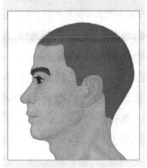

取穴方法 耳后乳突后上缘，在天冲穴与完骨穴的弧形连线的上2/3与下1/3交点处。

穴名释义 头，一指穴处的部位在头部，二指穴内的天部气血；窍，孔穴、空窍之意；阴，指穴内气血为阴湿水汽。头窍阴名意指胆经气血在此化为天之下部的滞重水湿云气。

生理解剖 有耳后动、静脉之支；布有枕大神经和枕小神经会合支。

功能主治 疏风清热、通利耳窍。用于头痛、颈项强痛、胸胁痛、耳痛等。

按摩手法 本穴可选用点、按、压、弹、旋揉、推摩、扫散等操作手法。

完骨

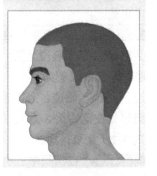

取穴方法 在耳后乳突后下方凹陷处。

穴名释义 完，完全、全部；骨，肾主之水。完骨名意指胆经气血在此完全冷降为地部水液。

生理解剖 在胸锁乳突肌附着部上方，有耳后动、静脉之支；布有枕小神经本干。

功能主治 疏风清热、通筋活络。用于癫痫、头痛、颈项强痛、喉痹、颊肿、牙痛、口㖞、疟疾、扁桃体炎等。

按摩手法 本穴可选用点、按、压、弹、旋揉、推摩、扫散等操作手法。

本神

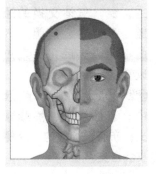

取穴方法 前发际上0.5寸，头正中线旁开3寸。

穴名释义 本，人之根本，气；神，在天为风。本神名意指头之天部的冷凝水湿在此汇合后循胆经传输。

生理解剖 在额肌中；有颞浅动、静脉额支和额动、静脉外侧支；布有额神经外侧支。

功能主治 疏风清热、息风止痉、清神镇惊。用于癫痫、小儿惊风、脑卒中、头痛、目眩、目痛、视物模糊、眼睑跳动、半身不遂、面神经麻痹、胸膜炎等。

按摩手法 本穴可选用点、按、压、弹、旋揉、推摩、扫散等操作手法。

取穴方法 目正视，瞳孔直上，眉上1寸。

穴名释义 阳，天部，气；白，明亮、清白。阳白名意指胆经的湿冷水汽在此吸热后胀散。

生理解剖 在额肌中；有额动、静脉；布有额神经外侧支。

功能主治 祛风泻火、利胆明目。用于前头痛、目痛、视物模糊、眼睑跳动、三叉神经痛、结膜炎等。

按摩手法 本穴可选用点、按、压、弹、旋揉、推摩、扫散等操作手法。

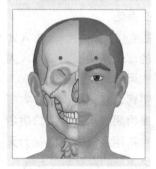

阳白

取穴方法 目正视，瞳孔直上，前发际上0.5寸，在神庭穴与头维穴连线的中点处。

穴名释义 头，指本穴在头部，有别于足临泣之穴；临，居高位而朝向地位；泣，阴液。头临泣名意指胆经经气在此冷降为寒湿水汽并由天部降落地部。

生理解剖 在额肌中；有额动、静脉；布有额神经内、外支会合支。

功能主治 清利头目、安定神志，宣通鼻窍。用于目眩、迎风流泪、小儿惊痫、结膜炎等。

按摩手法 本穴可选用点、按、压、弹、旋揉、扫散等操作手法。

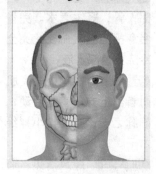

头临泣

取穴方法 在头部，前发际上1.5寸，瞳孔直上。

穴名释义 目，肝之所主；窗，气体交换的通道。目窗名意指胆经气血在此吸热后化为阳热风气。

生理解剖 在帽状腱膜中；有颞浅动、静脉额支；布有额神经内、外侧支会合支。

功能主治 清头明目、息风通络。用于头痛、目赤肿痛、目眩、远视、近视、青光眼、鼻塞、癫痫、面部水肿、上齿龋肿、小儿惊痫等。

按摩手法 本穴可选用点、按、压、弹、旋揉、推摩等操作手法。

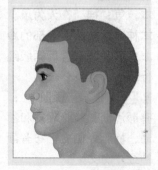

目窗

取穴方法 前发际上2.5寸，瞳孔直上。

穴名释义 正，正当；营，军队驻扎的营地，阳刚之气的聚集之所。正营名意指胆经的阳热风气在此散热缩合并化为天部的阳气。

生理解剖 在帽状腱膜中；有颞浅动、静脉顶支和枕动、静脉吻合网；布有额神经和枕大神经的会合支。

功能主治 疏风清热。用于头痛、头晕、目眩、牙痛、牙关不利、三叉神经痛等。

按摩手法 本穴可选用点、按、压、弹、旋揉、推摩、扫散等操作手法。

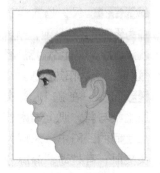

正营

取穴方法 前发际上4寸，瞳孔直上。

穴名释义 承，承受；灵，神灵，天部之气。承灵名意指头之天部的寒湿水汽由此处汇入胆经。

生理解剖 在帽状腱膜中；有枕动、静脉分支；布有枕大神经之支。

功能主治 疏风清热、宣通鼻窍。用于头痛、眩晕、目痛、鼻渊、鼻衄、鼻窒、多涕、气管炎等。

按摩手法 本穴可选用点、按、压、弹、推摩、扫散等操作手法。

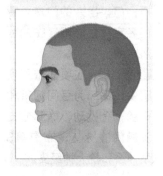

承灵

取穴方法 横平枕外隆凸的上缘，风池穴直上。

穴名释义 脑，首；空，空虚。脑空名意指胆经经气在此冷降归地，天部气血为空虚之状。

生理解剖 在枕肌中；有枕动、静脉分支；布有枕大神经之支。

功能主治 疏风清热、清脑开窍。用于热病、头痛、颈项强痛、目眩、目赤肿痛、青光眼、鼻痛、耳聋、惊悸、癫痫、瘈症等。

按摩手法 本穴可选用点、按、压、弹、旋揉、扫散等操作手法。

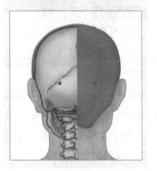

脑空

【取穴方法】 在胸锁乳突肌上端与斜方肌上端之间的凹陷中。

【穴名释义】 风,指穴内气血为天部的风气;池,囤居水液之器。风池名意指肝经气血在此化为阳热风气。

【生理解剖】 在胸锁乳突肌上端与斜方肌上端附着部之间的凹陷中,深层为头夹肌;有枕动、静脉分支;布有枕小神经分支。

【功能主治】 祛风解表、清利头目。用于颈项强痛、肩背痛、神经衰弱等。

【按摩手法】 本穴可选用点、按、压、揪、拿、捻、掐、捏等操作手法。

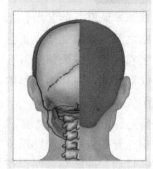
风池

【取穴方法】 在颈后区,后发际正中直上0.5寸。

【穴名释义】 哑,发不出声;门,出入的门户。哑门名意指督脉阳气在此散热冷缩。

【生理解剖】 在项韧带和项肌中,深部为弓间韧带和脊髓;有枕动、静脉分支及棘间静脉丛;布有第3颈神经和枕大神经支。

【功能主治】 疏风通络、清神开窍。用于暴喑、舌强不语、癫、狂、痫、头痛、咽喉肿痛、颈项强痛、脑卒中、脊强反折、半身不遂、脑性瘫痪。

【按摩手法】 本穴可选用掐、点、按、压、揪、拿、揉、捏、滚等操作手法。

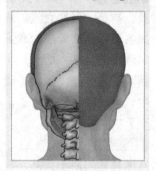
哑门

【取穴方法】 在颈后区,枕外隆凸直下,两侧斜方肌之间凹陷中。

【穴名释义】 风,指穴内气血为风气;府,府宅。风府名意指督脉之气在此吸湿化风。

【生理解剖】 在项韧带和项肌中;有枕动、静脉分支及棘间静脉丛;布有第3颈神经和枕大神经分支。

【功能主治】 清热散风、通关开窍。用于脑卒中、癫痫、癔症、感冒、头痛、眩晕、颈项强痛、咽喉肿痛、失音、目痛、鼻衄、神经性头痛、脑萎缩等。

【按摩手法】 本穴可选用点、按、压、揪等操作手法。

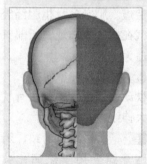
风府

取穴方法 在头部，后正中线直上2.5寸，风府穴直上1.5寸，枕外隆凸的上缘凹陷处。

穴名释义 脑，大脑；户，出入的门户。脑户名意指督脉气血在此变为天之下部的水湿云气。

生理解剖 在左右枕骨肌之间；有左右枕动、静脉分支；布有枕大神经分支。

功能主治 醒神开窍、平肝息风。用于头痛、头晕、项强、失音、癫痫、视神经炎、高血压、功能性失语等。

按摩手法 本穴可选用旋揉、按、擦、弹击等操作方法。

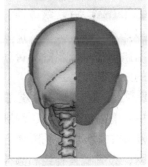

脑 户

取穴方法 脑户穴直上1.5寸，在风府穴与百会穴连线的中点处。

穴名释义 强，强盛；间，二者之中。强间名意指督脉气血在此吸热后化为强劲的上行阳气。

生理解剖 在浅筋膜、帽状腱膜中；有左右枕动、静脉吻合网；布有枕大神经分支。

功能主治 醒神宁心、平肝息风。用于头痛、目眩、颈项强痛、癫狂、呕吐、神经性头痛、血管性头痛、脑膜炎、癔症等。

按摩手法 本穴可选用旋揉、按、压、弹击等操作方法。

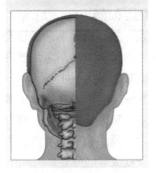

强 间

取穴方法 强间穴直上1.5寸，百会穴后1.5寸，脑户穴上3寸。

穴名释义 后，指本穴所处之位为头之后部；顶，挤。后顶名意指督脉的上行阳气中滞重水湿在此冷缩下行。

生理解剖 在浅筋膜、帽状腱膜中；有左右枕动、静脉吻合网；布有枕大神经分支。

功能主治 醒脑安神、息风镇痉。用于头痛、眩晕、项强、癫痫、心烦失眠、神经性头痛、精神分裂症、癔症等。

按摩手法 本穴可选用旋揉、按、擦、抵揉、弹击等操作方法。

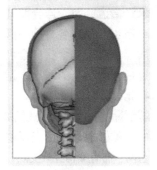

后 顶

取穴方法 前发际正中直上5寸，在头部正中线与两耳间连线的交点处。

穴名释义 百，数量词，多之意；会，交会。百会名意指手足三阳经及督脉的阳气在此交会。

生理解剖 在帽状腱膜中；有左右颞浅动、静脉及左右枕动、静脉吻合网；布有枕大神经和额神经分支。

功能主治 开窍醒脑、回阳固脱。用于痴呆、脑卒中、癔症、头痛、眩晕、高血压、脱肛、阴挺、胃下垂等内脏下垂、气失固摄而致的下陷等。

按摩手法 本穴可选用旋揉、推压、按、点、敲击等操作手法。

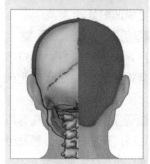

百会

取穴方法 百会穴前1.5寸，在前发际正中直上3.5寸处。

穴名释义 前，前部；顶，挤。前顶名意指百会穴前面督脉的阴湿之气在此被顶撞而不能上行。

生理解剖 在帽状腱膜中；有左右颞浅动、静脉吻合网；布有额神经分支及枕大神经分支。

功能主治 息风醒脑、宁神镇惊。用于头痛、眩晕、鼻渊、癫狂、目赤、小儿惊风、高血压、鼻炎、脑卒中偏瘫等。

按摩手法 本穴可选用旋揉、按、擦、弹击等操作方法。

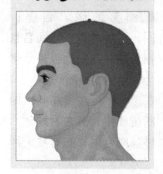

前顶

取穴方法 在前顶穴前1.5寸，或前发际正中直上2寸处。

穴名释义 囟，连合胎儿或新生儿颅顶各骨间的膜质部；会，交会。囟会名意指督脉上行的弱小水湿在此聚集。

生理解剖 在帽状腱膜中；有左右颞浅动、静脉吻合网；布有额神经分支。

功能主治 宁神醒脑、清热消肿。用于脑卒中、癫痫、癔症等内风为患的神志病症、头痛、眩晕、颈项强痛、咽喉肿痛、失音、神经性头痛。

按摩手法 本穴可选用点、按、压、旋揉、捻、弹击等操作手法，15岁以下儿童勿用。

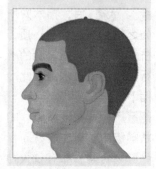

囟会

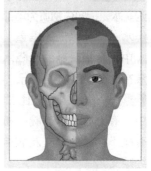

上星

取穴方法 在囟会穴前1寸，或前发际正中直上1寸处。

穴名释义 上，上行；星，指穴内的上行气血如星点般细小。上星名意指督脉气血在此吸热后缓慢向上蒸升。

生理解剖 在左右额肌交界处；有额动、静脉分支，颞浅动、静脉分支；布有额神经分支。

功能主治 清头散风、通窍明目。用于眩晕、头痛、目赤肿痛、面赤肿痛、迎风流泪、鼻渊、鼻衄、热病汗不出、疟疾、癫狂、额窦炎、鼻窦炎、鼻息肉、神经衰弱等。

按摩手法 本穴可选用旋揉、按、压、推、弹击等操作方法。

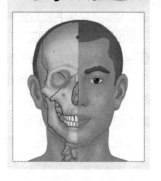

神 庭

取穴方法 前发际正中直上0.5寸。

穴名释义 神，天部之气；庭，庭院，聚集之所。神庭名意指督脉的上行之气在此聚集。

生理解剖 在左右额肌交界处；有额动、静脉分支；布有额神经分支。

功能主治 息风清热、宁神。用于癫狂、失眠、惊悸、前头痛、眩晕、目眩、目赤、目翳、鼻渊、鼻衄、神经官能症、记忆力减退、精神分裂症等。

按摩手法 本穴可选用点、按、压、揉、推、弹击、叩击等操作手法。

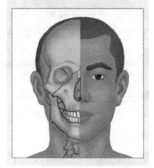

素 髎

取穴方法 鼻尖正中。

穴名释义 素，古指白色的生绢；髎，孔隙。素髎名意指督脉气血在此液化而降。

生理解剖 在鼻尖软骨中；有面动、静脉鼻背支；布有筛前神经鼻外支（眼神经分支）。

功能主治 通鼻窍、苏厥逆。用于昏迷、惊厥、新生儿窒息、休克、呼吸衰竭、虚脱等急危重症；鼻塞、鼻渊、鼻衄、酒渣鼻、鼻息肉等。

按摩手法 本穴可用食指指腹进行点、按、擦等操作，操作时用力不可过重。

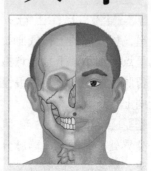

人 中

取穴方法 在人中沟的上1/3与中2/3交点处。

穴名释义 人中又名水沟。水，指穴内物质为地部经水；沟，水流的渠道。人中名意指督脉的冷降水液在此循地部沟渠下行。

生理解剖 在口轮匝肌中；有上唇动、静脉；布有眶下神经的分支及面神经颊支。

功能主治 通阳开窍、疏利腰脊。用于癔症、精神分裂症、晕船、晕车、癫狂、急慢惊风、鼻塞、鼻衄、面肿、口眼㖞斜、牙痛、牙关紧闭、面肌痉挛、闪搓腰痛等。

按摩手法 本穴可用拇指指尖进行点、按、压、掐、捏等操作。操作时应注意力度及发力方向。

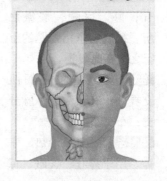

兑 端

取穴方法 位于上唇正中的尖端。

穴名释义 兑，危岸；端，尽头。兑端名意指督脉经水由此落入口腔内部。

生理解剖 在口轮匝肌中；有上唇动、静脉；布有眶下神经支及面神经颊支。

功能主治 宁神醒脑、生津止渴。用于昏迷、晕厥、癫狂、癔症、口㖞、口噤、牙龈肿痛、口臭、口舌生疮、鼻息肉、鼻衄、面神经麻痹、消渴等。

按摩手法 本穴可选用点、按、压、掐、捏等操作手法。操作时应注意力度及发力方向。

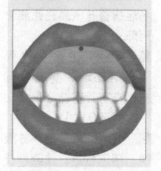

龈 交

取穴方法 在上唇系带与上牙龈连接处。

穴名释义 龈，本穴所据的部位，为齿龈部；交，交会。龈交名意指督脉经水由此流入齿所主的骨部并与任脉气血会合。

生理解剖 有上唇系带；有上唇动、静脉；布有上颌神经分支。

功能主治 通经活络。用于口㖞、口噤、口臭、牙衄、牙痛、鼻衄、癫狂。

按摩手法 可在鼻孔下方的体表对应处进行推、按、点、揉等操作。

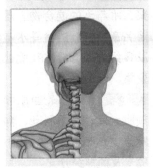

大椎

取穴方法 位于颈后部，后正中线上，第7颈椎棘突下凹陷中。

穴名释义 大，多；椎，锤击之器。大椎名意指手足三阳的阳热之气由此汇入本穴，并与督脉的阳气一起上行至头颈，穴内气血为饱满之状。

生理解剖 在腰背筋膜、棘上韧带及棘间韧带中；有颈横动脉分支和棘间皮下静脉丛；布有第8颈神经后支的内侧支。

功能主治 疏风解表、宣肺平喘、息风定惊、清热止痛。用于热病、疟疾、恶寒发热、咳嗽、气喘、骨蒸潮热、癫狂、小儿惊风等。

按摩手法 本穴可用指腹进行旋揉、按、点、压等操作。

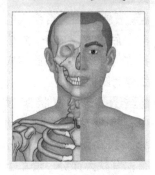

天突

取穴方法 在颈前部，胸骨上窝正中。

穴名释义 天，头面天部；突，强行冲撞。天突名意指任脉气血在此吸热后突行上天。

生理解剖 在左右胸锁乳突肌之间，深层为胸骨舌骨肌和胸骨甲状肌；皮下有颈静脉弓、甲状腺下动脉分支，深部为气管，向下胸骨柄后方为无名静脉及主动脉弓；布有胸骨上神经前支。

功能主治 宣肺平喘、利咽止痛。用于咳嗽、哮喘、胸痛、咽喉肿痛、暴喑等呼吸系统病症；瘿气、梅核气、噎嗝等气机不畅病症。

按摩手法 本穴可用指腹进行旋揉、按、压等操作。

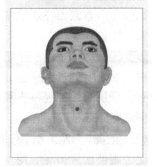

廉泉

取穴方法 在喉结上方，舌骨上缘的凹陷处。

穴名释义 廉，廉洁、收敛之意；泉，水。廉泉名意指任脉气血在此冷缩而降。

生理解剖 在舌骨上方，左右颏舌骨肌之间，有甲状舌骨肌、舌肌；有颈前浅静脉，甲状腺上动、静脉；布有颈皮神经的分支，深层为舌根，有舌下神经及舌咽神经的分支。

功能主治 祛风止涎、利咽清嗓。用于脑卒中失语、暴喑、舌缓流涎、舌下肿痛、口舌生疮、舌肌萎缩、咽食困难等咽喉口舌病症。

按摩手法 本穴可用指腹进行旋揉、按、压等操作。

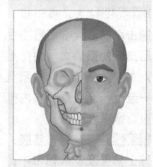

承浆

取穴方法 颏唇沟的正中凹陷处。

穴名释义 承，承受；浆，水与土的混合物。承浆名意指任脉的冷降水湿及胃经的地部经水在此处聚集。

生理解剖 在口轮匝肌和颏肌之间；有下唇动、静脉分支；布有面神经的下颌支及颏神经分支。

功能主治 祛风解痉、消肿止痛。用于口喝、牙龈肿痛、流涎等口部病症；暴喑、癫狂、颜面神经麻痹。

按摩手法 本穴可选用点、按、压、旋揉、掐等操作手法。

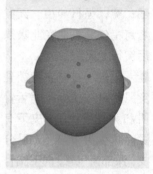

四神聪

取穴方法 在头顶部，百会穴前后左右各旁开1寸，共4穴。

穴名释义 因为百会穴的前、后、左、右4个穴位都称为神聪穴，故此四穴统称为四神聪。

生理解剖 在帽状腱膜中；有枕动脉、颞浅动脉、额动脉的吻合网分布；有枕大神经、滑车上神经、耳颞神经分布。

功能主治 舒筋通络、清神醒脑。用于头痛、眩晕、失眠、健忘、癫痫、脑瘫等神志病症；脑积水、大脑发育不全、高血压、休克、神经衰弱、脑血管引起的偏瘫、精神分裂症、神经性头痛、小儿多动症等。

按摩手法 本穴位可选用推揉、点、按等操作手法。

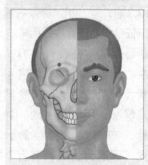

鱼腰

取穴方法 在额部，瞳孔直上，眉毛正中。

穴名释义 古人将眉毛比作鱼，本穴因在眉毛中部，故名鱼腰。

生理解剖 在眼轮匝肌中，浅层有眶上神经分布，深层有面神经颞支和额动脉分布。

功能主治 清头明目、促进眼部血液循环。用于眉棱骨痛、眼睑跳动、眼睑下垂、目赤肿痛、目翳、口眼㖞斜、急性结膜炎、眶上神经痛、视网膜出血、面神经麻痹、近视、白内障等。

按摩手法 本穴位可选用旋揉、点、按、推、抹等操作手法。操作时应注意保护眼球及周围组织，同时令患者闭目。

取穴方法 在面部，两眉头的中间。

穴名释义 本穴处于两眉之间，所在部位正如普通印章的大小，又在人面部的较显眼处，故名印堂。

生理解剖 在降眉间肌中，浅层有滑车上神经分布，深层有面神经颞支和内眦动脉分布。

功能主治 清热散风、清利头目、镇静安神、醒脑止痛。用于痴呆、失眠、健忘等神志病症；小儿惊风、产后血晕、子痫、疟疾、颜面疔疮、神经性头痛、急性结膜炎、前额头痛、眉棱骨疼痛、高血压、神经衰弱等。

按摩手法 本穴可选用旋揉、按、抹、揪、推、弹击等操作方法。

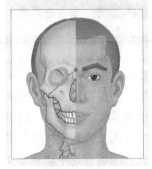

印堂

取穴方法 在额部，眉弓中点，眶上缘下。

穴名释义 因本穴在眼球正上方，又有明目之功效，故名上明。

生理解剖 在眼轮匝肌中，浅层有眶上神经分布，深层有面神经颞支和额动脉分布。

功能主治 明目、治疗目疾。用于近视、眼睑跳动、眼睑下垂、目赤肿痛、目翳、急性结膜炎、视神经炎、视神经萎缩、视网膜色素变性、青光眼等病症。

按摩手法 本穴可选用点、按、旋揉、掐等操作方法。操作时应注意保护眼球及周围组织，避免伤及眼部，同时令患者闭目。

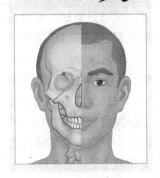

上明

取穴方法 在颞部，眉梢与眉外眦之间，向后约一横指的凹陷中。

穴名释义 本穴可使人视力得到提高，就好像是受到阳光照射一般光明，所以本穴名为太阳。

生理解剖 在颞筋膜及颞肌中，浅层有上颌神经颧颞支和颞浅动脉分布，深层有下颌神经肌支和颞浅动脉肌支分布。

功能主治 疏风泻热、解痉止痛。用于目赤肿痛、目眩、急性结膜炎、眼睑炎、视神经萎缩、视网膜出血、麦粒肿、早期白内障等病症。

按摩手法 本穴位可选用推、旋揉、抵、按、压等操作手法。

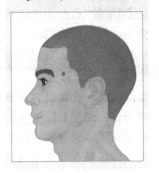

太阳

取穴方法 在耳郭的上方，折耳向前时，耳郭上方的尖端处。

穴名释义 本穴在耳郭对折的最上部的尖端处，故命名为耳尖穴。

生理解剖 在耳郭软骨部，浅层有颞浅动、静脉的耳前支，耳后动、静脉的耳后支，耳颞神经耳前支；深层有枕小动脉后支和面神经耳支。

功能主治 通利耳窍、清利头目、消炎止痛。用于耳聋、耳鸣、目疾、头痛、咽喉肿痛、麦粒肿、目翳等。

按摩手法 本穴位可选用捏、揉、提揪等操作手法。

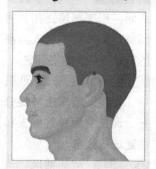

耳尖

取穴方法 在面部，眶下缘外1/4与内3/4交点处。

穴名释义 因本穴取穴时，常拨开眼球，所对应的位置正好在眼球的后下方，故名球后。

生理解剖 在眼轮匝肌中，深部为眼肌，浅层有上颌神经颧颞支和眶下神经分布；深层有面神经颧支和颞浅动脉肌支分布。

功能主治 明目、治疗目疾。用于近视、远视、玻璃体混浊、视神经萎缩、视神经炎、视网膜色素变性、青光眼、早期白内障等。

按摩手法 本穴可选用点、按、旋揉、掐等操作方法。操作时应注意保护眼球及周围组织，同时令患者闭目。

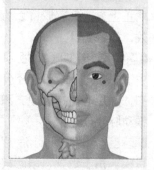

球后

取穴方法 在面部，鼻翼软骨与鼻甲的交界处，近鼻唇沟上端处。

穴名释义 因此穴在迎香穴上，能消除鼻部不适、提高嗅觉，使人更易闻到香味，故名上迎香。

生理解剖 在鼻肌、鼻翼软骨部，浅层有眶下神经和滑车下神经分布，深层有面神经颊支和面动脉分支分布。

功能主治 宣通鼻窍、疏散风邪。用于鼻炎、流涕、鼻塞不通、鼻渊、鼻部疮疖、目赤肿痛等。

按摩手法 本穴可用点、按、压、旋揉、抹等操作手法。

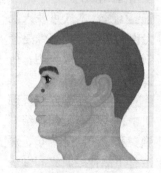

上迎香

取穴方法 位于鼻孔内，鼻翼软骨与鼻甲交界的黏膜上。

穴名释义 内，因其在鼻腔内部。此穴位能消除鼻部不适、提高嗅觉，使人更容易闻到香味，故名内迎香。

生理解剖 在鼻黏膜中，有面动、静脉的鼻背支之动、静脉网和筛前神经的鼻外支。

功能主治 醒神开窍、清热明目、宣通明目。用于目赤肿痛、热病、中暑、鼻疾、喉痹、眩晕、急惊风、头痛等。

按摩手法 从鼻外与本穴对称的部分进行捏、揉、点、按等操作。操作时注意力度要适中，避免引起鼻骨骨折。

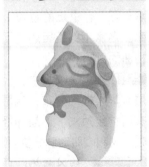

内迎香

取穴方法 在面部，承浆穴旁开1寸处。

穴名释义 本穴在承浆穴的两侧，与承浆穴在同一水平线，左右各一，夹承浆穴于中间，故名挟承浆。

生理解剖 在口轮匝肌中，浅层有颏神经分布；深层有面神经下颌缘支和下唇动脉分布。

功能主治 明目、治疗目疾。用于牙龈肿痛、口眼喝斜、流涎、面肌痉挛、黄疸等。

按摩手法 本穴可选用推揉、点、按、掐等操作手法。操作时应注意力度及发力方向，避免牙齿刮伤唇内黏膜。

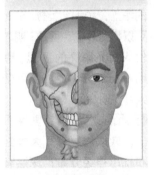

挟承浆

取穴方法 在口腔内，舌下系带两侧静脉上，左为金津，右为玉液。

穴名释义 津、液，指唾液；金、玉，比喻珍贵。本穴在左右舌下腺开口近处，唾液进入口腔的重要部位，故名金津玉液。

生理解剖 穴区浅层有舌神经（发自下颌神经）和舌深静脉干经过；深层有舌神经、舌下神经和舌动脉分布。

功能主治 生津止渴、消炎止痛。用于重舌肿胀、难言、口舌生疮、舌强、喉咽诸热、呕吐、口腔溃疡等。

按摩手法 可用筷子以轻力度点揉后将生成的津液咽下。

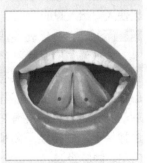

金津玉液

取穴方法 在面颊部，耳垂前0.5~1寸处。

穴名释义 牵，有牵拉之意；正，有中正的意思。牵正名意指纠正因病变而扭曲的面部。

生理解剖 在咬肌中，浅层有耳大神经分布；深层有面神经颊支、下颌神经咬肌支和咬肌动脉分支。

功能主治 祛风清热、通

经活络。用于口疮、面神经麻痹、下牙痛、舌炎、口腔炎、腮腺炎等。

按摩手法 本穴可选用推揉、点、按、掐、抹等操作手法。

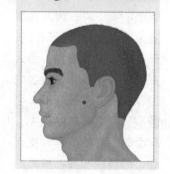

牵 正

取穴方法 在颈部，翳风穴后1寸。

穴名释义 翳，用羽毛做的华盖，为遮蔽之物，在此可以将两耳喻为两翼；明，使人目光明亮的意思。翳明指分布于耳后的、可使人目光明亮的穴位。

生理解剖 在胸锁乳突肌上，穴取浅层有耳大神经和枕小神经分布；深层有

副神经、颈静脉后支和耳后动脉分布；再深层有迷走神经干、副神经干和颈内动、静脉经过。

功能主治 聪耳明目、宁心安神。用于头痛、眩晕、耳鸣、近视、远视等。

按摩手法 本穴可选用推揉、点、按、抹等操作手法。

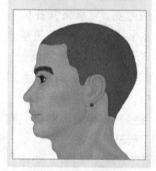

翳 明

取穴方法 在颈部，翳风穴与风池穴连线的中点。

穴名释义 安眠，就是可以使人安然入睡的穴位。

生理解剖 在胸锁乳突肌上，穴取浅层有耳大神经和枕小神经分布；深层有副神经、颈静脉后支和耳后动脉分布；再深层有迷走神经干、副神经干和颈内动、静脉经过。

功能主治 镇静安神。用于头痛、眩晕、失眠、心悸、癫狂、精神病、癔症、高血压等。

按摩手法 本穴可选用推揉、点、按、抹等操作手法。

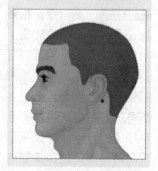

安 眠

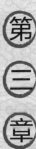

第三章

耳诊耳疗的历史传承

耳虽是人体的一个很小部分，但它却是人体各脏腑组织器官的一个缩影，人体各脏器、各部位在耳部皆有集中反应点，脏腑组织有病必然反映于耳。因此，通过察耳就可以窥知内脏之疾患。

耳穴诊疗的发展过程

早在两千多年前战国时期成书的《黄帝内经》中就记载了用耳诊治疾病的方法。到了唐代逐渐出现了耳针疗法，那时

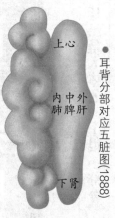

上心

内中外
肺脾肝

下肾

耳背分部对应五脏图（1888）

的名医孙思邈在他的著作中记载了耳与内脏的对应关系及针灸耳穴治病的方法。明清时期在耳部诊疗取穴方面有了进一步发展，由清代张振鋆纂辑的《厘正按摩要术》中绘制了最早的耳背穴图谱。

1949年后，耳穴诊疗作为一门新学科在基础理论和实际应用方面都有了飞速的发展。1957年，法国医学博士诺吉尔发表了通过自身实践绘制出的第一幅载有42个耳穴、形如倒置胎儿的《耳针治疗点图》，这也是当时世界认可度最高的耳穴图。

此后在验证诺吉尔绘制的耳穴的同时，国内不断有新的耳穴和耳部刺激点的提出。到20世纪60年代，中国提出的耳穴已近100个。

耳穴诊疗不但在穴位定位及命名上有着不断的发展和完善，在治疗的刺激方法上也有不断的发展和丰富，目前常用的方法已有许多种，例如耳针疗法、按摩疗法、间接刺激法、点刺放血疗法以及耳穴压丸法等。

《东医宝鉴》中记载："以手摩耳轮，不拘遍数，所谓修其城郭，以补肾气，以防聋聩也。"《千金翼方》中记载："清旦初以左右手摩交耳，从头上挽两耳又引发，则面气通流。如此者令人头不白耳不聋。"20世纪60~70年代，河南洛阳的李家琪发表了《耳穴压豆疗法》，这便是耳穴贴压疗法的前身和开端。

20世纪80年代，我国受世界卫生组织西太平洋区域委员会的委托拟订了《耳穴国际标准化方案（草案）》，于1987年获得通过。随后，国家技术监督局又颁布了《中华人民共和国国家标准·耳穴名称与部位》，这标志着我国的耳穴诊疗方法已经步入成熟阶段。

耳部按摩的原理

耳与经络之间有着密切的关系，手太阳、手足少阳、手阳明等经脉、经别都入耳中，足阳明、足太阳的经脉则分别上耳前至耳上角。六阴经虽不直接入耳，但都通过经别与阳经相合，而与耳相联系。因此，十二经脉都直接或间接上达于耳。奇经八脉中的阴跷脉、阳跷脉并入耳后，阳维脉循头入耳。

耳与脏腑之间的关系也很密切，据《黄帝内经》《难经》等书记载，耳与五脏均有生理功能上的联系。如《黄帝内经·灵枢·脉度》说："肾气通于耳，肾和，则耳能闻五音矣。"《难经·四十一难》说："肺主声，故令耳闻声。"后世医家在论述耳与脏腑的关系时更为详细，如《证治准绳》说："……肾为耳窍之主，心为耳窍之客。"《厘正按摩要术》曰："耳珠属肾，耳叶属脾，耳上轮属心，耳皮肉属肺，耳背玉楼属肝。"它进一步将耳郭分为心、肝、脾、肺、肾五部，说明耳与脏腑在生理功能上是息息相关的。人体的内脏或躯体发病时，往往在耳郭的相应部位出现压痛敏感、皮肤电特异性

改变和变形、变色等反应。参考这些现象来诊断疾病，并通过刺激这些部位可防治疾病。可见，耳无论从生理方面还是病理方面，都与五脏、六腑及人体各部之间息息相关。

此外，从中医整体观念和全息医学思维的角度考虑，耳与整个人体之间有着部分与整体的对应关系和全息统一性。这一点在法国医学博士诺吉尔发表的耳郭形如"胚胎倒影"的耳郭图的参照下不难理解，详见图30。

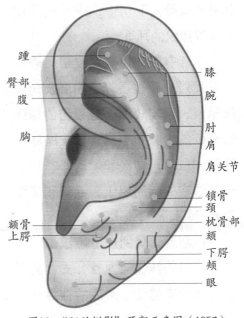

图30 "胚胎倒影"耳郭示意图（1957）

77

认识耳郭的结构

 耳郭的生理结构

生理解剖

耳郭的组织结构

耳郭外覆皮肤，内以形态结构复杂的弹性软骨为支架，并附以韧带、脂肪、结缔组织及退化的肌肉等。耳郭皮肤的真皮无乳头层，皮下组织极薄，因此软骨与皮肤紧密相连。

耳郭皮下分布着丰富的神经、血管与淋巴。耳郭上3/4~4/5的基础是弹性软骨，下1/5~1/4是含有脂肪与结缔组织的耳垂。

耳郭有表皮层与真皮层。表皮由生发层、颗粒层、透明层及角质层组成；真皮较厚，是致密的结缔组织，其中分布有毛囊及皮脂腺、汗腺、血管、神经和淋巴管，还有一些散在的脂肪组织，毛囊和皮脂腺靠近外耳道口较多。

在贴近软骨的皮下组织中，循行有较粗的神经与血管分支，越近表皮，分支越细，最后的神经末梢及毛细血管延伸至毛囊、皮脂腺及表皮下的组织中。

神经入耳后，贴近软骨循行，分布于软骨上的神经越近皮肤分支越细，并于表层皮肤中形成深浅神经丛，以游离神经末梢及其他型末梢而终。

耳甲艇、耳甲腔、三角窝处的神经分布较密，神经较细。耳轮脚起始部及外耳道的神经较粗，神经环绕着软骨边缘而分布。在耳郭皮肤中，分布着游离丛状感觉神经末梢、被囊感觉神经末梢以及环层小体。

在耳肌及肌腱中存在着单纯型和复杂型丛状感觉神经末梢、高尔基腱器官、露菲尼样末梢及肌梭等。

耳郭的肌肉

◎**耳内肌：**有耳轮大肌、耳轮小肌、耳屏肌、对耳屏肌、耳横肌和耳斜肌。

◎**耳外肌：**有耳上肌、耳后肌和耳前肌。

耳郭的软骨

整个耳郭除了耳垂外，其余部分均由软骨支撑。

耳郭的神经系统

耳郭前面的神经分布

◎耳大神经分布于耳垂、耳轮、耳舟、对耳轮、对耳屏以及耳甲艇、耳甲腔和三角窝的外侧部。

◎枕小神经分布于耳轮的上缘，耳颞神经分布于耳屏、耳轮脚以及耳垂、耳甲艇和三角窝的内侧部。

◎耳后神经和迷走神经分布于耳甲艇、耳甲腔和三角窝等处。

耳郭背面的神经分布

◎**枕小神经：**起自颈丛，沿胸锁乳突肌后缘上升，发出耳前支和穿支分布于耳郭前面的耳轮、耳舟的上部、对耳轮上脚和三角窝一部分，耳后支分布于耳郭后面上1/3的皮肤。

◎**耳大神经：**起自颈丛，从胸锁乳突肌后缘中点走出，转折上行于肌层的表面，在耳垂高度分成耳前支和耳后支。其中耳前支穿过耳垂至耳郭前面，有一支较大，沿耳舟上行，分布于耳垂、耳轮、对耳轮、耳舟的下2/3对耳屏以及耳甲艇、耳甲腔外侧部和三角窝尖部；耳后支分布于耳郭后面的下2/3部。

◎**迷走神经耳支：**起自颈静脉神经节，是该节中假单极神经元的周围

突，自节发出后前行，经颈静脉窝外侧壁，进入颞骨面神经管中，与面神经干汇合，出茎乳孔后，离开面神经干，沿耳郭后沟贴乳突骨面上行，发出一些小支，分布于耳郭后面降压沟等处，并发穿支至耳郭前面。

◎**耳后神经：**在面神经出茎乳孔后发出，沿耳郭后沟上行，在耳后发出耳后支支配耳后肌和枕肌，另外也发前穿支至耳郭前面。

迷走神经耳支前穿支和耳后神经的前穿支，它们支间可能有交换纤维，它们皆穿过耳郭软骨，分布于耳甲艇、耳甲腔、外耳道耳轮脚及三角窝等处。舌咽神经与迷走神经间有吻合支，其纤维随迷走神经分布。

耳郭的神经极为丰富，迷走、面、耳郭、耳大神经在耳甲艇、耳甲腔和三角窝等处形成稠密的网，神经纤维在表皮、真皮、皮下、毛囊、软骨膜等处形成多种感觉末梢：游离神经末梢、毛囊神经冠、梭形神经末梢和环层小体。

耳郭的血管分布

动脉

◎**颞浅动脉：**颞浅动脉在外耳门前

方分出下、中、上3支，主要供应耳郭前面。

◎**耳后动脉：**耳后动脉从下耳根沿着耳郭背面上行，分出下、中、上3支，主要供应耳郭背面。

颞浅动脉、耳后动脉、枕动脉之间有较大的吻合支相连，前后相互穿通，如同耳后动脉发出几条穿支，分别穿过耳轮、三角窝、耳甲艇等处软骨至耳郭的前面；另发出一条耳前支，于耳垂上方经软骨下缘分布于耳轮、耳舟、对耳轮等处。

动脉血管都是由耳根部和外耳道附近向耳轮周缘分支。因此，正常人的耳穴皮肤温度离耳根越近，温度越高。

静脉

耳郭的静脉均起于耳郭的浅层前面，最后汇成2~3支较大的静脉，并在耳轮和耳垂有较大的吻合支相连，经颞浅静脉注入颈外静脉。耳背的小静脉亦汇合成3~5支，经耳后静脉汇入颈外静脉。

耳郭前面的静脉较细小，位于动脉的浅面，在三角窝等处形成静脉网。有许多耳前静脉直接前行，汇入颞浅静脉；耳轮、对耳轮、耳舟和耳垂的静脉支主要汇成一大

支，即耳后静脉耳前支，于对耳轮下端绕过软骨下缘至耳郭后面，注入耳后静脉；耳郭后面的静脉合成3~5条耳后支，从边缘大致横行走向耳根部，汇入耳后静脉。

耳郭的淋巴系统

◎**前组：**耳郭的前面及耳道上壁的淋巴汇集流入耳前淋巴结和腮腺淋巴结。

◎**后组：**耳郭后面的淋巴汇集流入耳后淋巴结和乳突淋巴结。

◎**下组：**耳垂、外耳道下壁淋巴结汇集流入耳后淋巴结。

耳郭正面结构解析

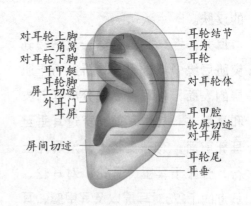

对耳轮上脚
三角窝
对耳轮下脚
耳甲艇
对耳轮脚
屏上切迹
外耳门
耳屏
屏间切迹

耳轮结节
耳舟
耳轮
对耳轮体
耳甲腔
轮屏切迹
对耳屏
耳轮尾
耳垂

◎**耳轮：**耳郭卷曲的游离部分。

◎**耳轮结节：**耳轮后上部的膨大部分。

◎**耳轮尾：**耳轮向下移行于耳垂的部分。

◎**耳轮脚**：耳轮深入耳甲的部分。

◎**对耳轮**：与耳轮相对呈"Y"字形的隆起部，由对耳轮体、对耳轮上脚和对耳轮下脚3部分组成。

◎**对耳轮体**：对耳轮下部呈上下走向的主体部分。

◎**对耳轮上脚**：对耳轮向上分支的部分。

◎**对耳轮下脚**：对耳轮向前分支的部分。

◎**三角窝**：对耳轮上脚、对耳轮下脚与相应耳轮之间的三角形凹窝。

◎**耳舟**：耳轮与对耳轮之间的凹沟。

◎**耳屏**：耳郭前方呈瓣状的隆起。

◎**对耳屏**：耳垂上部对耳轮下部弯曲向前方的隆起处，前与耳屏相对。

◎**屏间切迹**：耳屏和对耳屏之间的凹陷处。

◎**轮屏切迹**：对耳轮和对耳屏之间的凹陷处。

◎**耳垂**：耳郭下部无软骨的部分。

◎**耳甲**：部分耳轮和对耳轮、对耳屏、耳屏及外耳门之间的凹窝。由耳甲艇、耳甲腔两部分组成。

◎**耳甲腔**：耳轮脚以下的耳甲部。

◎**耳甲艇**：耳轮脚以上的耳甲部。

◎**屏上切迹**：耳屏上缘与耳轮脚之间的凹陷。

◎**外耳门**：耳甲腔前方的孔窍。

 ## 耳郭背面结构解析

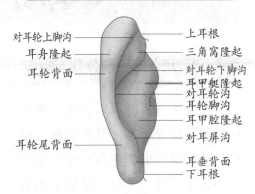

对耳轮上脚沟 —— 上耳根
耳舟隆起 —— 三角窝隆起
耳轮背面 —— 对耳轮下脚沟
—— 耳甲艇隆起
—— 对耳轮沟
—— 耳轮脚沟
—— 耳甲腔隆起
—— 对耳屏沟
耳轮尾背面 ——
—— 耳垂背面
—— 下耳根

◎**耳郭背面**：耳郭背面的平坦部分。

◎**耳轮尾背面**：耳轮尾背部的部分。

◎**耳垂背面**：耳垂背面的平坦部分。

◎**耳舟隆起**：耳舟在耳背呈现的隆起。

◎**三角窝隆起**：三角窝在耳背呈现的隆起。

◎**耳甲艇隆起**：耳甲艇在耳背呈现的隆起。

◎**耳甲腔隆起**：耳甲腔在耳背呈现的隆起。

◎**对耳轮上脚沟**：对耳轮上脚沟在耳背呈现的凹沟。

◎**对耳轮下脚沟**：对耳轮下脚沟在耳背呈现的凹沟。

◎**对耳轮沟**：对耳轮体在耳背呈现的凹沟。

◎**耳轮脚沟**：耳轮脚在耳背呈现的凹沟。

◎**对耳屏沟**：对耳屏在耳背呈现的凹沟。

81

耳郭分区解析

耳郭的标准分区

为便于耳部的取穴，《中华人民共和国国家标准·耳穴名称与部位》按耳部的解剖将每一个部位划分为许多区域，并进行了较为系统地分区编号。此编号是在1987年的汉城会议报告确定的。

分区的补充标志点及标志线

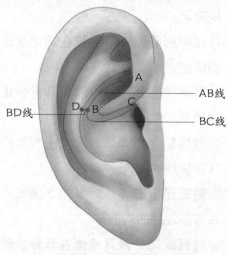

耳郭标志点及标志线示意图

◎**A点：** 在耳轮内缘上，设耳轮脚切迹至对耳轮下脚间中上1/3交界处为A点。

◎**B点：** 设耳轮脚消失处向对耳轮耳腔缘作一水平线，其中，中外1/3交界处为B点。

◎**C点：** 设外耳门后缘上1/4与下3/4交界处为C点。

◎**D点：** 由耳轮脚消失处向后作一水平线，该线与对耳轮耳腔缘交界处为D点。

◎**AB线：** 从A点向B点作一条与耳甲艇缘弧度大体相仿的曲线。

◎**AB线前端与耳轮脚（及部分耳轮）上缘间分成3等分：** 前1/3为大肠、中1/3为小肠、后1/3为十二指肠。

◎耳轮脚消失处AB曲线的前方为胃。

◎对耳轮下脚前、中1/3交界处与A点连线，该线前方的耳甲艇部艇脚。

◎对耳轮下脚后1/3与AB线之间为肾区，肾与艇脚之间为膀胱区。

◎**BC线：** 从B点向C点作一条与耳轮下脚下缘弧度大体相仿的曲线。

◎**BC线前端与耳轮脚下缘间分成三等分：** 前1/3为口、中1/3为食管和贲门、后1/3为大肠。

◎以耳甲腔中央为圆心，圆心与BC间距离为直径，所作之圆为心区。

◎将肾区后缘与BD线之间分为上、下2等分，上部为胰胆，下部为肝。

82

◎BD线与轮屏切迹的耳腔缘构成的区域为脾区。

◎将外耳道口的最下点与对耳屏和耳甲腔交线的中点相连，再将该连线与屏间切迹间的区域大致分为上、下2等分，下1/2为内分泌，上1/2为三焦。

耳穴与人体的对应

耳部穴位在耳郭上的分布就好像一个在子宫内倒置的胎儿，头部朝下、臀部朝上、胸部及躯干部在中间，内脏器官在耳郭对应区的形态与其自身的形态很是相近，呈投影对应的关系。耳前对应人体的前面、五脏六腑、组织器官、五官及七窍；耳背对应人体的背面、神经系统、肌肉骨骼等运动系统；左耳对应人体左半身的组织器官，右耳对应人体右半身的组织器官。

下面我们就对耳部穴位的分布与人体的大致对应规律进行简要罗列。

◎**耳垂**：相当于人体的头面部。

◎**对耳屏**：相当于人体的头部、脑部、神经系统。

◎**轮屏切迹**：相当于人体的脑干。

◎**耳屏**：相当于人体的咽喉、内鼻、鼻咽部、肾上腺部。

◎**屏上切迹**：相当于人体的外耳。

◎**对耳轮体**：相当于人体的躯干、运动系统。

◎**对耳轮下脚**：相当于人体的臀部、坐骨神经。

◎**对耳轮上脚**：相当于人体的下肢。

◎**耳舟**：相当于人体的上肢。

◎**三角窝**：相当于人体的盆腔、内生殖器。

◎**耳轮脚**：相当于人体的膈肌。

◎**耳轮脚周围**：相当于人体的消化道。

◎**耳甲艇**：相当于人体的腹腔。

◎**耳甲腔**：相当于人体的胸腔。

◎**屏间切迹**：相当于人体的内分泌系统。

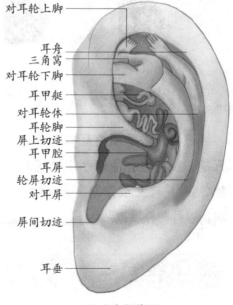

对耳轮上脚
耳舟
三角窝
对耳轮下脚
耳甲艇
对耳轮体
耳轮脚
屏上切迹
耳甲腔
耳屏
轮屏切迹
对耳屏
屏间切迹
耳垂

耳穴分布规律图

图解耳部按摩的方法

全耳按摩

　　患者双手掌摩擦至掌心发热，五指并拢向后，手掌压紧双耳，向耳后推摩至手掌离开耳轮，然后再向前拉摩，此时耳郭被压向前方，双手压摩耳背至手指离开耳轮，耳轮弹回正常位置后再重复以上动作。如此一推一拉算1次，连续操作数10次，直至全耳发热。

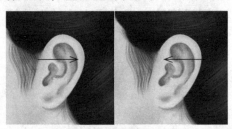

全耳按摩

耳郭正面按摩

　　患者双手掌摩擦至掌心发热，五指并拢向上，用双手掌轻压双耳郭，从下向上按摩耳郭正面数10次，以耳郭轻度发热为宜。

耳背按摩

　　患者以双手食指（或食指与中指）指腹，顺着耳背后的曲线，自上而下，再从下向上，反复按摩耳背数10次，以耳背轻度发热为宜。

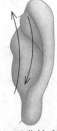

耳背按摩

鸣天鼓

　　患者双手掌横向分按两耳，掌根向前，五指向后，以食指、中指和无名指叩击枕部3次，双手掌瞬间离开耳郭1次。

捏提耳尖

　　患者用双手拇指和食指捏住耳尖，一面捏揉，一面往外摩擦牵拉，拇指、食指离开所捏部位对应耳缘时，耳郭则弹回原位。如此牵拉按摩81次，以耳尖局部发红、发热为宜。

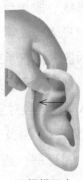

捏提耳尖

捏拉耳垂

患者用双手拇指和食指捏住耳垂，一面捏揉，一面往外摩擦牵拉，拇指、食指离开所捏部位对应耳缘时，耳郭则弹回原位。如此牵拉按摩81次。

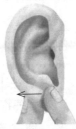

捏拉耳垂

捏揉

患者用拇指和食指的指腹部捏住耳郭的局部，对称性用力小幅度进行捏挤、提捻刺激。

指腹旋摩

患者用一只手指指腹按压于耳郭生理凹陷处或置于外耳门口，先顺时针转动按摩，再逆时针转动按摩，顺逆交替进行10多次。

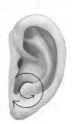

指腹旋摩

指压

患者用指峰、指侧峰或指甲掐

压耳部特定穴位，多与捏揉法配合使用，强度较大。对特定穴位的针对性更强。

器械辅助按压

可以借助各种器械，如专业按摩工具或顶端圆钝的笔帽、玻璃棒、木棒、棉签、玉簪尾端等，对特定的耳穴或阳性点进行点压。

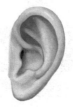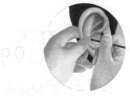

器械辅助按压

压丸

将王不留行籽（也可以根据具体穴位选择油菜籽、小米、绿豆、白芥子、磁珠等）贴附在0.6厘米×0.6厘米大小的胶布中央，用镊子夹住，贴敷在选取的耳穴上。每日自行按压3~5次，每次每穴按压30~60秒，3~7日更换1次，双耳交替。

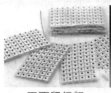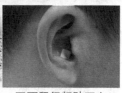

王不留行籽　　　　王不留行籽贴耳穴

耳部按摩的适应证和禁忌证

 适应证

疼痛性疾病

如各种扭伤、落枕、烫伤、外力损伤、头痛、三叉神经痛、肋间神经痛、坐骨神经痛、肿瘤及各种手术后等引起的疼痛。

炎性疾病及传染病

如急性结膜炎、角膜炎、牙周炎、中耳炎、扁桃体炎、腮腺炎、气管炎、胃炎、阑尾炎、急慢性结肠炎、乳腺炎、胆囊炎、附件炎、盆腔炎、子宫颈炎、睾丸炎、风湿性关节炎、流感、百日咳、菌痢等。

功能紊乱性疾病

如胃肠神经官能症、心脏神经官能症、高血压、内耳性眩晕症、多汗症、性功能障碍、神经衰弱、自主神经功能紊乱、内分泌紊乱、月经不调、遗尿、癔症等。

过敏及变态反应性疾病

如荨麻疹、哮喘、过敏性鼻炎、过敏性紫癜、结节性红斑、风湿热、药疹、红斑狼疮等。

内分泌代谢紊乱性疾病

如单纯性甲状腺肿大、急性甲状腺炎、糖尿病、肥胖症、尿崩症、垂体瘤、围绝经期综合征等。

其他作用

催乳、催产,缓解食物中毒、考生竞技综合征,预防和治疗输血与输液反应、晕车、晕船,还有美容、戒烟、戒毒、戒酒、延缓衰老等作用。

禁忌证

◎严重的心脏病患者和年老体衰者。
◎严重贫血的患者。
◎有严重器质性病变的患者。
◎外耳患有溃疡、湿疹、冻疮及外伤创面未完全愈合者。
◎月经期的女性。
◎孕妇不宜采用,尤其是有习惯性流产史的孕妇忌用。
◎饥饿、饭后、酒后、过度劳累后、大病后、体质极度虚弱、精神极度紧张、大出血、凝血功能障碍等。

第四章

耳部穴位

人的耳朵与人体各部位存在着一种生理性的内在联系。刺激这些相应的敏感点，就能达到缓解和改善疾病的效果，这种方法在中医学中叫作『耳针疗法』。该方法具有诊断准确、操作简便、无不良反应等优点。

耳根穴位

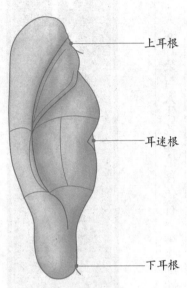

耳根部耳穴示意图

上耳根

耳迷根

下耳根

上耳根

取穴 在耳根最上部。

功效 清热凉血，息风止痛。

主治 鼻衄、神经系统疾病、各种疼痛。

耳迷根

取穴 在耳轮脚后沟的耳根处。

功效 疏肝利胆。

主治 胆囊炎、腹泻、鼻塞、心动过速。

下耳根

取穴 在耳根最下部。

功效 补肾益气。

主治 低血压、下肢瘫痪、小儿麻痹后遗症。

耳背穴位

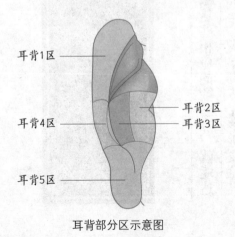

耳背1区

耳背4区

耳背2区

耳背3区

耳背5区

耳背部分区示意图

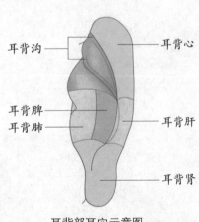

耳背沟

耳背心

耳背脾

耳背肺

耳背肝

耳背肾

耳背部耳穴示意图

耳背心

取穴 在耳背上部，即耳背1区。

功效 与耳前正面神门穴相对应，有宁心安神之效。

主治 心悸、失眠、多梦。

耳背肺

取穴 在耳背中内部，即耳背2区。

功效 与耳前正面肺穴相对应，有宣肺理气、止咳平喘之效。

主治 支气管哮喘、气管炎、支气管炎、皮肤瘙痒症。

耳背脾

取穴 在耳背中央部，即耳背3区。

功效 与耳前正面胃穴相对应，有健脾和胃之效。

主治 胃痛、消化不良、食欲不振。

耳背肝

取穴 在耳背中外部，即耳背4区。

功效 与耳前正面胆穴相对应，有疏肝利胆、清利头目之效。

主治 胆囊炎、胆石症、胁痛。

耳背肾

取穴 在耳背下部，即耳背5区。

功效 与耳前正面脑穴及皮质下穴相对应，有疏肝利胆、清利头目之效。

主治 头痛、头晕、神经衰弱、自主神经功能紊乱、忧郁症、神经官能症。

耳背沟

取穴 在对耳轮沟和对耳轮上、下脚沟处。

功效 为治疗高血压的功能穴，平肝息风，凉血止痛。

主治 高血压、皮肤瘙痒症。

耳垂穴位

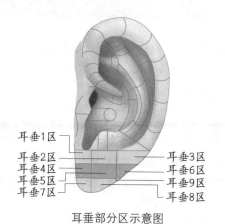

耳垂1区
耳垂2区
耳垂4区
耳垂5区
耳垂7区
耳垂3区
耳垂6区
耳垂9区
耳垂8区

耳垂部分区示意图

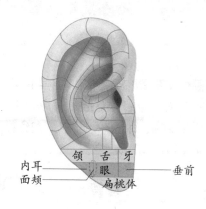

颌 舌 牙
内耳
面颊
眼
扁桃体
垂前

耳垂部耳穴示意图

牙

取穴 在耳垂正面前上部，即耳垂1区。

功效 是治疗牙痛的要穴，还可活血化瘀、消炎止痛、升高血压。

主治 牙痛、牙周炎、低血压。

舌

取穴 在耳垂正面中上部，即耳垂2区。

功效 清热降火，祛瘀通络。

主治 舌炎、口腔炎。

颌

取穴 在耳垂正面后上部，即耳垂3区。

功效 通利关节，解痉止痛。

主治 牙痛、颞颌关节功能紊乱症。

眼

取穴 在耳垂正面中央部，即耳垂5区。

功效 清肝泻火，消炎，明目。

主治 急性结膜炎、电光性眼炎。

内耳

取穴 在耳垂正面后中部，即耳垂6区。

功效 通利耳窍，祛风清热，清利头目。

主治 内耳性眩晕症、耳鸣、听力减退、中耳炎。

面颊

取穴 在耳垂正面与内耳区之间，即耳垂5区、6区交界处。

功效 是诊治面部疾病和美容的要穴，可祛风、消肿、止痛。

主治 面瘫、三叉神经痛、痤疮等。

扁桃体

取穴 在耳垂正面下部，即耳垂7区、8区、9区。

功效 是诊治咽喉疾病的要穴，可清热解毒、消肿止痛。

主治 扁桃体炎、咽炎。

耳甲穴位

口

取穴 在耳轮脚下方前1/3处，即耳甲1区。

功效 疏风通络，镇静止咳，调和口味。

主治 面瘫、口腔炎、胆囊炎、胆结石、戒断综合征、牙周炎、舌炎。

食管

取穴 在耳轮脚下方中1/3处，即耳甲2区。

功效 是保健和治疗食管疾病的要穴。开胸利膈，通利食管。

主治 食管炎、食管痉挛。

贲门

取穴 在耳轮脚下方后1/3处，即耳甲3区。

功效 为止酸、止吐、止呕的要穴，宣理气机，解痉止痛。

主治 贲门痉挛、神经性呕吐。

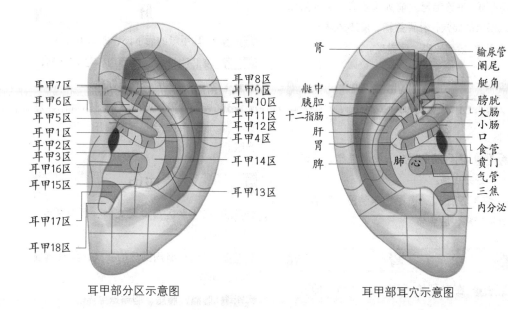

耳甲部分区示意图   耳甲部耳穴示意图

胃

(取穴) 在耳轮脚消失处，即耳甲4区。

(功效) 健脾和胃，补中益气，疏肝理气，和胃降逆。

(主治) 胃痉挛、胃炎、胃溃疡、消化不良、恶心、呕吐、前额痛、牙痛、失眠。

十二指肠

(取穴) 在耳轮脚及部分耳轮与AB线之间的后1/3处，即耳甲5区。

(功效) 是诊治十二指肠病变的要穴，解痉止痛。

(主治) 十二指肠溃疡、胆囊炎、胆结石、幽门痉挛、腹胀、腹泻、腹痛。

小肠

(取穴) 在耳轮脚及部分耳轮与AB线之间的中1/3处，即耳甲6区。

(功效) 分清别浊，消积化食，清热利湿，通便止泻。

(主治) 消化不良、腹痛、腹胀。

大肠

(取穴) 在耳轮脚及部分耳轮与AB线之间的前1/3处，即耳甲7区。

(功效) 清热洁腑，通络止痛，利水，通便。

(主治) 腹泻、便秘、咳嗽、牙痛、痤疮。

阑尾

(取穴) 在小肠区与大肠区之间，即耳甲6、7区交界处。

(功效) 活血化瘀，清热解痉，消炎止痛。

(主治) 急、慢性阑尾炎、腹泻。

艇角

(取穴) 在对耳轮下脚下方前部，即耳甲8区。

功效 是诊治男性前列腺疾病、女性泌尿系感染的要穴，补肾益精、清热通淋。

主治 前列腺炎、尿道炎。

膀胱

取穴 位于对耳轮下脚下方中部，即耳甲9区。

功效 调理膀胱湿热，补肾益气，清热利水，通络止痛。

主治 膀胱炎、遗尿、尿潴留、腰痛、坐骨神经痛、后头痛。

肾

取穴 在对耳轮下脚下方后部，即耳甲10区。

功效 为强壮保健穴，壮阳气、强腰脊、补肾益精、通利水道、明目聪耳。

主治 腰痛、耳鸣、哮喘、肾盂肾炎、遗尿、遗精、阳痿、早泄、月经不调。

输尿管

取穴 在肾区与膀胱区之间，即耳甲9、10区交界处。

功效 是诊治输尿管结石的要穴，清热利水，通淋止痛。

主治 输尿管结石。

胰胆

取穴 在耳甲艇的后上部，即耳甲11区。

功效 疏肝利胆，通络止痛。

主治 胆囊炎、胆结石、胆道蛔虫症、偏头痛、带状疱疹、中耳炎、耳鸣、急性胰腺炎。

肝

取穴 在耳甲艇的后下部，即耳甲12区。

功效 疏肝明目，通经活血，祛风止痛，舒筋理气，补养肝肾，益气除痰。

主治 肝郁胁痛、眩晕、经前综合征、月经不调、更年期综合征、高血压、近视、青光眼。

艇中

取穴 在小肠区与肾区之间，即耳甲6、10区交界处。

功效 是治疗脐周围痛的要穴，具有调理肠胃的功效。

主治 腹痛、腹胀、胆道蛔虫症。

脾

取穴 在BD线下方，耳甲腔的后上部，即耳甲13区。

功效 具有调节消化系统功能的功效，健脾和胃、益气生肌。

主治 食欲不振、腹胀、腹泻、便秘、功能性子宫出血、白带过多、内耳性眩晕。

心

取穴 在耳甲腔正中凹陷处，即耳甲15区。

功效 强心调压，宁心安神，调和营血，清泄心火。

主治 心动过速、心律不齐、心绞痛、无脉症、神经衰弱、癔症、口舌生疮。

气管

取穴 在心区与外耳门之间，即耳甲16区。

功效 宣肺平喘，止咳祛痰。

主治 哮喘、支气管炎。

肺

取穴 位于心、气管区周围处，即耳甲14区。

功效 养肺通脉，止咳平喘，祛风止痒，利水通便，利湿导滞。

主治 咳嗽、胸闷、声音嘶哑、皮肤瘙痒症、荨麻疹、便秘、戒断综合征。

三焦

取穴 在外耳门后下，肺区与内分泌区之间，即耳甲17区。

功效 理气止痛，补肾利水，化气输精，生津止渴，通利关节。

主治 便秘、腹胀、上肢外侧疼痛。

内分泌

取穴 在耳屏切迹内，耳甲腔的前下部，即耳甲18区。

功效 用于调节内分泌，具有抗风湿、抗感染、抗过敏、利湿消肿等功效。

主治 痛经、月经不调、更年期综合征、痤疮、间日疟、甲状腺功能减退或亢进症。

对耳屏穴位

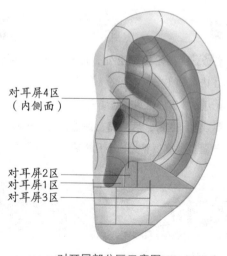

对耳屏部分区示意图

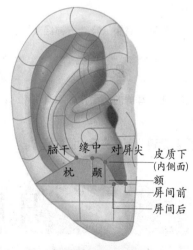

对耳屏部耳穴示意图

额

取穴 在对耳屏外侧面的前部，即对耳屏1区。

功效 清脑明目，镇静安神，活络止痛。

主治 偏头痛、头晕。

屏间后

取穴 在屏间切迹后方对耳屏前下部，即对耳屏1区下缘处。

功效 镇静止痛。

主治 额窦炎。

颞

取穴 在对耳屏外侧面的中部，即对耳屏2区。

功效 疏肝泻胆，助听止鸣，活络止痛。

主治 偏头痛、头晕。

枕

取穴 在对耳屏外侧面的后部，即对耳屏3区。

功效 清热息风，镇静安神，养肝明目，镇惊止晕。

主治 头晕、癫痫、哮喘、神经衰弱。

皮质下

取穴 在对耳屏内侧面，即对耳屏4区（内侧面）。

功效 是调节大脑皮质功能的要穴。

主治 痛症、间日疟、神经衰弱、假性近视、失眠、忧郁、焦虑、消化系统疾病、心血管系统疾病。

对屏尖

取穴 在对耳屏游离缘的尖端，即对耳屏1、2、4区（内侧面）交点处。

功效 止咳，是预防和治疗腮腺炎的要穴。

主治 哮喘、腮腺炎、睾丸炎等。

缘中

取穴 在对耳屏游离缘上，对屏尖与轮屏切迹中点处，即对耳屏2、3、4区（内侧面）交点处。

功效 是调节脑干、脑垂体的要穴，具有镇静、益脑安神的作用。

主治 遗尿、内耳性眩晕、尿崩症等。

脑干

取穴 在轮屏切迹处，即对耳屏3、4区（内侧面）之间。

功效 镇静息风，益脑安神，止咳退热。

主治 眩晕、后头痛、假性近视、干咳、气管炎、支气管炎、小儿高热。

耳屏穴位

上屏

取穴 在耳屏外侧面上1/2处，即耳屏1区。

功效 清热解毒，消炎止痛。

主治 咽炎、鼻炎。

下屏

取穴 在耳屏外侧面下1/2处，即耳屏2区。

功效 通鼻窍，清热解毒，消炎止痛。

主治 鼻炎、鼻塞。

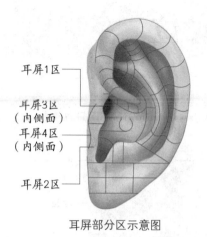

耳屏1区

耳屏3区
（内侧面）

耳屏4区
（内侧面）

耳屏2区

耳屏部分区示意图

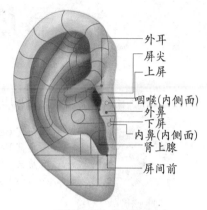

外耳
屏尖
上屏
咽喉(内侧面)
外鼻
下屏
内鼻(内侧面)
肾上腺

屏间前

耳屏部耳穴示意图

外耳

取穴 在屏上切迹前方近耳轮部，即耳屏1区上缘处。

功效 通利耳窍，消炎止痛。

主治 外耳道炎、中耳炎、耳鸣。

屏尖

取穴 在耳屏游离缘上部尖端，即耳屏1区后缘处。

功效 消炎止痛，退热镇静。

主治 发热、牙痛、斜视。

外鼻

取穴 在耳屏外侧面中部，即耳屏1、2区之间。

功效 活血通络，疏风开窍，消炎止痛。

主治 鼻前庭炎、鼻炎。

肾上腺

取穴 在耳屏游离缘下部尖端，即耳屏2区后缘处。

功效 有调节肾上腺及肾上腺皮质激素的作用，能消炎、消肿、抗过敏、抗风湿等。

主治 低血压、风湿性关节炎、腮腺炎、链霉素中毒、眩晕、哮喘、休克。

咽喉

取穴 在耳屏内侧面上1/2处，即耳屏3区。

功效 是治疗喉部疾患的要穴，清热解毒、消肿止痛、清喉利咽。

主治 声音嘶哑、咽炎、扁桃体炎、哮喘。

内鼻

取穴 在耳屏内侧面下1/2处，即耳屏4区。

功效 疏风解表，止血，通利鼻窍。

主治 鼻炎、上颌窦炎、感冒等。

屏间前

取穴 在屏前切迹前方耳屏最下部，即耳屏2区下缘处。

功效 清热解毒，消肿止痛。

主治 咽炎、口腔炎。

三角窝穴位

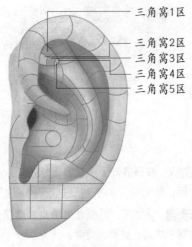

三角窝部分区示意图

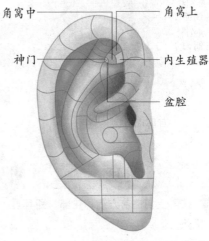

三角窝部耳穴示意图

角窝上

取穴 在三角窝前1/3的上部，即三角窝1区。

功效 是诊治高血压的特定穴位。

主治 高血压。

内生殖器

取穴 在三角窝前1/3的下部，即三角窝2区。

功效 是诊治泌尿生殖系统疾病的要穴，补肾益精、调经止带、活血化瘀、消炎止痛。

主治 痛经、月经不调、白带过多、功能性子宫出血、阳痿、遗精、早泄。

角窝中

取穴 在三角窝中1/3处，即三角窝3区。

功效 具有抗过敏、止咳平喘的功效。

主治 哮喘。

神门

取穴 在三角窝后1/3的上部，即三角窝4区。

功效 镇静安神，解痉止痛，消炎止痒，抗过敏，降血压。

主治 失眠多梦、戒断综合征、癫痫、高血压、神经衰弱。

盆腔

取穴 在三角窝后1/3的下部，即三角窝5区。

功效 是诊治盆腔疾患的要穴，活血化瘀、调经止痛。

主治 盆腔炎、附件炎、下腹疼痛、痛经、闭经、前列腺炎。

对耳轮穴位

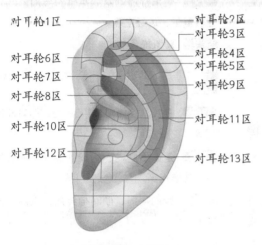

对耳轮部分区示意图

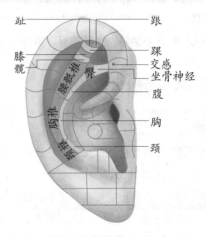

对耳轮部耳穴示意图

跟

取穴 在对耳轮上脚前上部，即对耳轮1区。

功效 是诊治跟部疾患的要穴，有强筋壮骨、活血止痛的功效。

主治 足跟痛。

趾

取穴 在耳尖下方的对耳轮上脚后上部，即对耳轮2区。

功效 是诊治趾部疾患的要穴，活血祛风，消肿止痛。

主治 甲沟炎、趾部疼痛。

踝

取穴 在趾、跟区下方处，即对耳轮3区。

功效 舒筋活络，活血祛风，强壮筋骨，消肿止痛。

主治 踝关节扭伤。

膝

取穴 在对耳轮上脚中1/3处，即对耳轮4区。

功效 是诊治膝关节疾患的要穴，祛风除湿、舒筋活血、通络止痛。

主治 膝关节疼痛、坐骨神经痛。

髋

取穴 在对耳轮上脚的下1/3处，即对耳轮5区。

功效 是诊治髋关节疾患的要穴，活血止痛，通利关节。

主治 髋关节疼痛、坐骨神经痛、腰骶部痛。

坐骨神经

取穴 在对耳轮下脚的前2/3处，即对耳轮6区。

功效 通筋活络，强壮筋骨，镇静消肿、止痛。

主治 坐骨神经痛、下肢瘫痪。

交感

取穴 在对耳轮处下脚末端与耳轮内缘相交处，即对耳轮6区前端。

功效 为内脏止痛解痉及活血的要穴，具有调节自主神经功能，对内脏平滑肌有镇痛解痉作用，对血管舒缩功能有调节作用，对腺体有抑制作用（止涎、止汗、止酸）。

主治 胃肠痉挛、心绞痛、胆绞痛、输尿管结石、自主神经功能紊乱、多汗症、流涎、胃酸过多。

臀

取穴 在对耳轮上脚的后1/3处，即对耳轮7区。

功效 是诊断治疗臀部肌肉疼痛的穴位，舒筋活络、祛风止痛。

主治 坐骨神经痛、臀筋膜炎。

腹

取穴 在对耳轮体前部上2/5处，即对耳轮8区。

功效 通筋活络，柔肌解痉，消肿止痛。

主治 腹痛、腹胀、腹泻、急性腰扭伤、

痛经、产后宫缩痛。

腰骶椎

取穴 在腹区后方，即对耳轮9区。

功效 是治疗腰部及腰骶椎疾患的要穴，强腰健骨、通经止痛。

主治 腰骶部疼痛。

胸

取穴 在对耳轮体前部中2/5处，即对耳轮10区。

功效 是诊治胸痛、胸闷的要穴，通筋活络、祛瘀止痛。

主治 胸肋疼痛、肋间神经痛、胸闷、乳腺炎。

胸椎

取穴 在胸区后方，即对耳轮11区。

功效 舒筋活络，消肿止痛，通利关节。

主治 胸痛、经前乳房胀痛、乳腺炎、产后泌乳不足。

颈

取穴 在对耳轮体前部下1/5处，即对耳轮12区。

功效 通筋活络，止痛。

主治 落枕、颈部疼痛。

颈椎

取穴 在颈区后方，即对耳轮13区。

功效 是诊治颈椎病的要穴，活血祛风、强筋壮骨、通络止痛。

主治 落枕、颈椎综合征。

耳舟穴位

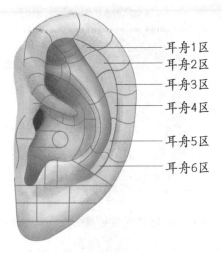

耳舟部分区示意图

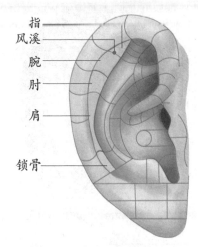

耳舟部耳穴示意图

指

取穴 在耳舟上方处，即耳舟1区。

功效 舒筋活络，通利指关节。

主治 手指外伤疼痛、手指麻木和疼痛。

腕

取穴 在指区的下方，即耳舟2区。

功效 活血祛风，通络止痛，通利腕关节。

主治 腕部疼痛。

风溪

取穴 在耳轮结节前方，指区与腕区之间，即耳舟1、2区交界处。

功效 祛风止痒，有良好的抗过敏作用。

主治 荨麻疹、皮肤瘙痒症、过敏性鼻炎。

肘

取穴 在腕区的下方，即耳舟3区。

功效 活血祛风，通络止痛，通利肘关节。

主治 肱骨外上髁炎、肘部疼痛。

肩

取穴 在肘区的下方，即耳舟4、5区。

功效 活血祛风，通络止痛。

主治 肩周炎、肩部疼痛。

锁骨

取穴 在肩区的下方，即耳舟6区。

功效 是诊治肩关节及肩周炎的要穴，祛风、通络、止痛。

主治 肩周炎。

耳轮穴位

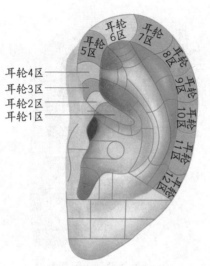

耳轮部分区示意图

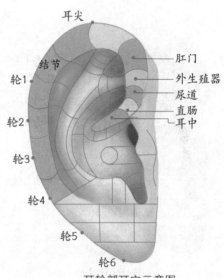

耳轮部耳穴示意图

耳中

取穴 在耳轮脚处，即耳轮1区。

功效 解痉降逆，止呃止呕，理血祛风。

主治 呃逆、荨麻疹、皮肤瘙痒症、小儿遗尿、咳血、出血性疾病。

直肠

取穴 在耳轮脚及前上方的耳轮处，即耳轮2区。

功效 是治疗直肠疾患的要穴，对直肠功能有双向调节作用，既可通便又能止泻。

主治 便秘、腹泻、脱肛、痔疮。

尿道

取穴 在直肠上方的耳轮处，即耳轮3区。

功效 是诊治泌尿系统疾病的主要穴位。

主治 尿急、尿频、尿痛、尿潴留。

外生殖器

取穴 位于对耳轮下脚前方的耳轮处，即耳轮4区。

功效 清肝胆湿热，凉血祛风止痒。

主治 睾丸炎、附睾炎、外阴瘙痒症。

肛门

取穴 位于三角窝前方的耳轮处，即耳轮5区。

功效 是诊治肛门疾患的要穴，有清肠止血的功效。

主治 痔疮、肛裂。

耳尖

取穴 在耳郭向前对折的上部尖端处，即耳轮6、7区交界处。

功效 清热解毒，平肝息风，凉血止痒，消肿止痛。

主治 发热、高血压、急性结膜炎、麦粒肿、牙痛、失眠。

结节

取穴 在耳轮结节处，即耳轮8区。

功效 是治疗肝阳上亢的要穴，有疏肝理气、清肝解毒、泻火潜阳的作用。

主治 头晕、头痛、高血压。

轮1

取穴 在耳轮结节下方的耳轮处，即耳轮9区。

功效 清热解毒，消炎退肿。

主治 头晕、头痛、高血压。

轮2

取穴 在耳轮结节下方的耳轮处，即耳轮10区。

功效 清热解毒，消炎退肿。

主治 头晕、头痛、高血压。

轮3

取穴 在耳轮结节下方的耳轮处，即耳轮11区。

功效 清热解毒，消炎退肿。

主治 头晕、头痛、高血压。

轮4

取穴 位于耳轮结节下方的耳轮处，即耳轮12区。

功效 养阴清热，扶正祛邪。

主治 头晕、头痛、高血压。

轮5

取穴 在耳轮结节下方的耳轮处，即耳垂6区的外上缘处，自耳轮结节下缘至耳垂下缘中点划为5等分，共6个点，由上而下依次数第5个点即为轮5。

功效 养阴清热，扶正祛邪。

主治 头晕、头痛、高血压。

轮6

取穴 在耳垂下缘中点处。

功效 养阴清热，扶正祛邪。

主治 头晕、头痛、高血压。

耳穴与十二时辰

　　从传统医学的角度来看，人体的健康受气节变化、地理环境以及时间运转的影响。人的脏腑气血运行和流注有着很强的规律性，每日的十二时辰与人体的十二条经脉息息相关，根据气血流注规律治疗疾病会收到事半功倍的效果。我们在进行耳部按摩时可以按时辰对应穴位进行加穴操作，也可以按患者所患疾病的经络脏腑归属选择在特定时辰刺激特定穴位以配合整体治疗。

现将十二时辰与脏腑经络气血流注与耳穴的对应关系简述如表2：

表2　十二时辰与脏腑经络气血流注与耳穴的对应关系

时辰	气血流注脏腑	气血流注经络	耳部对应穴位
子时（23:00～1:00）	胆	足少阳经	胆穴
丑时（1:00～3:00）	肝	足厥阴经	肝穴
寅时（3:00～5:00）	肺	手太阴经	肺穴
卯时（5:00～7:00）	大肠	手阳明经	大肠穴
辰时（7:00～9:00）	胃	足阳明经	胃穴
巳时（9:00～11:00）	脾	足太阴经	脾穴
午时（11:00～13:00）	心	手少阴经	心穴
未时（13:00～15:00）	小肠	手太阳经	小肠穴
申时（15:00～17:00）	膀胱	足太阳经	膀胱穴
酉时（17:00～19:00）	肾	足少阴经	肾穴
戌时（19:00～21:00）	心包	手厥阴经	心穴
亥时（21:00～23:00）	三焦	手少阳经	三焦穴

第五章

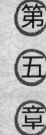

巧用头耳按摩祛病痛

头面部的按摩可直接刺激头部穴位，使头部血流通畅、经络疏通，从而达到消除疲劳、减轻病痛和养身健体的功效。本章阐述了一些常见病症的保健推拿按摩方法，实用性很强，适合各年龄段的人使用。

感冒

感冒又称伤风、冒风，是最常见的外感疾病之一，是风邪侵袭人体所致的常见外感疾病。本病四季皆有，但以冬、春两季气候变化剧烈时最多。西医学的上呼吸道感染也属中医的感冒范畴。

临床症状 以恶寒、发热、头痛、鼻塞、流涕、打喷嚏、脉浮为主要临床特征。

病因分类 感冒主要分为实证和虚证。实证以风寒、风热为主，并有夹湿、夹暑、夹燥等不同兼证；虚证则有气虚、阳虚、血虚、阴虚之分。

治疗原理 推拿是通过疏风解表来缓解感冒症状的。如属风寒者，散寒宣肺；风热者，治宜清热利肺。

头部取穴 太阳穴、印堂穴、迎香穴、百会穴、风府穴、天柱穴、风池穴。

耳部取穴 耳屏穴、耳垂穴、耳尖穴、交感穴、肺穴、支气管穴。

头部穴位按摩

❶ 按摩者双掌挤按、压揉患者头部侧面，自太阳穴开始操作，在一个点位正向旋转按揉8次，再反方向旋转按揉8次（下页图31），然后稍向后上方移位再进行上述操作，直至双侧颞肌对应区（耳上周边头皮部）全部按到位为止（下页图32）。

❷ 按摩者以左（或右）手扶患者后脑，右手食指（或左手无名指）推按患者右侧额旁1线、中指按压患者额中线、无名指（或左手食指）按压患者左侧额旁1线、其余手指自然放置，沿线区自前向后，反复推揉16个回合（下页图33）。

❸ 按摩者以左手（或右手）扶患者头侧及脑后，右手（或左手）拇指或中指推按患者顶中线，自前向后反复操作16个回合（下页图34）。

❹ 按摩者用左手（或右手）扶患者脑后，右手（或左手）拇指推患者印堂穴至前发际正中，反复操作16次（下页图35）。

❺ 按摩者用左手（或右手）扶患者脑后，右手（或左手）拇指自患者印堂穴沿左侧（或右侧）眉弓抹至太阳穴，同时按揉太阳穴3次，反复操作8个回合后左右换势，另一侧也照样操作8个回合（下页图36）。

❻ 按摩者用左手（或右手）扶患者头部，右手（或左手）拇指旋揉点按患者左侧（或右侧）迎香穴，旋揉8次，点按1~3下为1个回合，操作3个回合后左右换势（图37）。

❼ 按摩者用左手（或右手）扶患者头部，右手（或左手）拇指按揉患者头顶百会穴，旋揉8次、点按3下，为1个回合，共操作3个回合（图38）。

❽ 按摩者用左手（或右手）扶患者头部，右手（或左手）拇指按揉患者脑后风府穴，旋揉8次、点按3下，为1个回合，共操作3个回合（图39）。

❾ 按摩者以左手（或右手）扶患者头部，右手（或左手）大拇指按揉脑后天柱穴，旋揉8次、点按1下，为1个回合，共操作3个回合（图40）。

❿ 按摩者以左手（或右手）扶患者头部，右手（或左手）大拇指与食指（或中指）捏拿患者脑后双侧风池穴，捏揉10次后用拇指或中指点按风池穴双侧2~3下（先左后右双侧都要按），再用拇指或食指、中指旋揉风池穴数10次为1个回合。

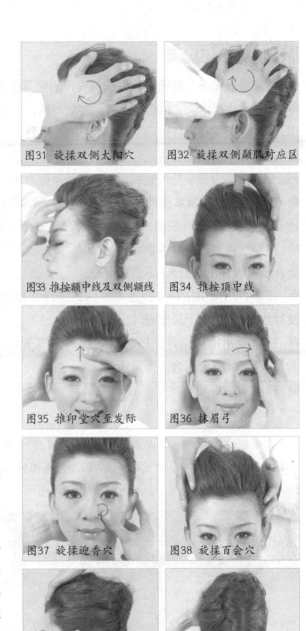

图31 旋揉双侧太阳穴　　图32 旋揉双侧颞肌对应区

图33 推按额中线及双侧额线　　图34 推按顶中线

图35 推印堂穴至发际　　图36 抹眉弓

图37 旋揉迎香穴　　图38 旋揉百会穴

图39 旋揉风府穴　　图40 旋揉天柱穴

〔注〕操作时根据个人体质及耐受情况，可自行调整操作力度及频率，循环操作3次，手法可由轻到重渐变（以下疾病均相同）。

耳部穴位按摩

❶ 按摩者以拇指及食指先轻手法捏揉患者全耳至微热（图41）。

❷ 按摩者用拇指及食指捏住患者耳尖处耳轮，旋揉捻捏8次、向上拉提1次。拉提时，提拽至耳尖从拇食指间脱离、耳尖弹回原位为1个回合，共做3个回合（图42）。

❸ 按摩者用拇指及食指捏住患者轮4处耳轮，旋揉捻捏8次、向外拉拽1次。拉拽时，拽至耳轮从拇食指间脱离、耳轮弹回原位为1个回合，共做3个回合（图43）。

❹ 按摩者用拇指及食指捏住患者耳垂下方，旋揉捻捏8次、向下拽1次。下拽时，拽至耳垂从拇食指间脱离、耳垂弹回原位为1个回合，共做3个回合（图44）。

❺ 按摩者用食指中峰或侧峰点住患者耳部交感穴，推压揉按8次后松开为1个回合，反复操作3个回合（下页图45）。

❻ 按摩者用拇指指峰点按患者耳部的肺穴，推揉8次、按压3次为1个回合，反复操作3个回合（下页图46）。

❼ 按摩者用拇指指峰点按患者耳部的支气管穴，推揉8次、按压3次为1个回合，反复操作3个回合（下页图47）。

❽ 按摩者用拇指、食指捏住患者耳屏，捏揉8次后松开为1个回合，反复操作3个回合（下页图48）。

〔注〕操作时根据个人体质及耐受情况，可自行调整操作力度及频率，循环操作3次，第1次操作时手法宜轻，第2次手法相对最重，第3次手法宜轻（以下疾病均相同）。

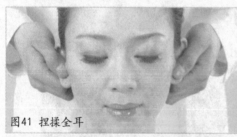
图41 捏揉全耳

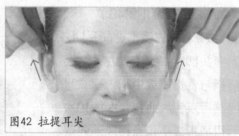
图42 拉提耳尖

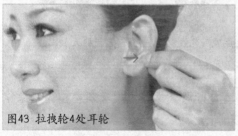
图43 拉拽轮4处耳轮

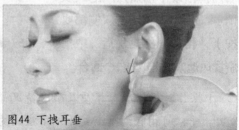
图44 下拽耳垂

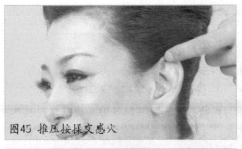

图45 推压按揉交感穴

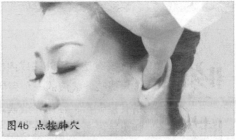

图46 点按肺穴

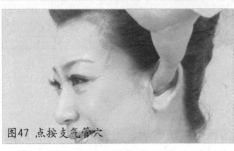

图47 点按支气管穴

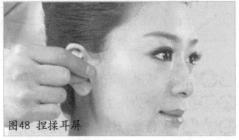

图48 捏揉耳屏

其他疗法

❶ 拔火罐法：选大椎穴、身柱穴、大杼穴、肺俞穴，拔罐后留罐15分钟起罐或用闪罐法。本法适用于风寒感冒。

❷ 刺络拔罐法：选大椎穴、风门穴、身柱穴、肺俞穴，消毒后用三棱针点刺，使其自然出血，待出血颜色转淡后加火罐于穴位上，留罐10分钟后起罐，清洁局部并再次消毒针眼。本法适用于风热感冒。

❸ 耳针法：选下屏尖及肺、内鼻、额等穴，用中强刺激。如伴有咽痛可用毫针刺法点刺咽喉及扁桃体反射区。

❹ 在感冒流行期间，针刺双侧足三里，每日1次，连续3次，对感冒有预防作用。

健康小提示

1.加强身体锻炼，增强身体的抵抗力是预防感冒的根本方法。

2.多做户外活动，保持室内空气清新，保证充足的阳光照射。

3.注意环境卫生及个人卫生。

4.防寒保暖，防止过劳。

5.流行性感冒高发季节尽量少去公共场所，防止感染。

6.对流行性感冒患者注意隔离。

咳嗽

咳嗽是指因外感或内伤等因素导致肺气上逆，冲击气道，发出咳声或咳吐痰液的一种病症。中医认为"咳"指有声无痰，"嗽"指有痰无声，临床一般表现为声痰并见，故并称咳嗽。西医学上的呼吸道感染、急慢性支气管炎、支气管扩张、肺炎、肺结核等均属于中医的咳嗽范畴。

临床症状 咳嗽、咳痰。

病因分类 分为外感咳嗽和内伤咳嗽。

治疗原理 推拿疗法以理气止咳为主。如属风寒咳嗽者，治宜解表散寒；风热咳嗽者，治宜疏风散热；痰湿犯肺者，治宜健脾和胃，化湿涤痰；肝火犯肺者，治宜平肝降逆，清泄肝胆之火。

头部取穴 太阳穴、坎宫穴、攒竹穴、迎香穴、囟会穴、天柱穴、风池穴、百劳穴。

耳部取穴 神门穴、肾穴、脾穴、肺穴、支气管穴、耳屏尖穴。

▏头部穴位按摩

❶ 按摩者以左手扶患者后脑，右手食指按压患者额中线、中指按压患者左侧额旁1线、无名指按压患者左侧额旁2线、小拇指按压患者左侧额旁3线，沿线区自前向后反复推揉10个回合后左右换势，即以右手扶患者后脑，左手食指按压患者额中线、中指按压患者右侧额旁1线、无名指按压患者右侧额旁2线、小拇指按压患者右侧额旁3线，沿线区自前向后反复推揉10个回合（下页图49）。

❷ 按摩者以左手（或右手）扶患者头侧及脑后、右手（或左手）拇指或中指推按患者顶中线，自前向后反复操作10个回合（下页图50）。

❸ 按摩者以左手扶患者头部，右手食指、中指、无名指三指置于患者左侧太阳穴，先顺时针按压旋揉8次，再逆时针按压旋揉8次，之后左右换势，以右手扶患者头部，左手食指、中指、无名指三指置于患者右侧太阳穴，先逆时针按压旋揉8次，再顺时针按压旋揉8次为1个回合。相互交替做3个回合（下页图51）。

❹ 按摩者用左手食指、中指、无名指、小拇指四指扶患者脑侧偏后部，右手大

拇指由患者眉心向两侧太阳穴处推砍宫穴。反复推16次后左右换势（图52）。

❺ 按摩者用双手食指、中指、无名指、小拇指四指扶患者脑侧偏后部，双手大拇指按定患者眉头攒竹穴，向眉心方向做定点旋揉，旋揉8圈、用力点按1～3下，接着先左手、后右手拇指交替向上推至发际处，各推8次为1个回合。循环操作3个回合（图53）。

❻ 按摩者用左手（或右手）扶患者头部，右手（或左手）拇指旋揉点按患者左侧（或右侧）迎香穴，旋揉8次、点按1～3下为1个回合，操作3个回合后左右换势（图54）。

❼ 按摩者用左手（或右手）扶患者头部，右手（或左手）拇指旋揉点按患者前额上方囟会穴，旋揉8次、点按3下为1个回合，操作3个回合（图55）。

❽ 按摩者以左手（或右手）扶患者头部，右手（或左手）中指旋揉点按患者脑后天柱穴，旋揉8次、点按3下为1个回合，

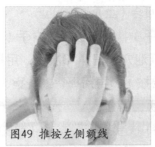

图49 推按左侧额线

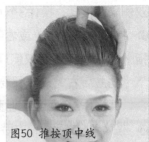

图50 推按顶中线

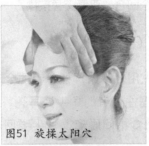

图51 旋揉太阳穴

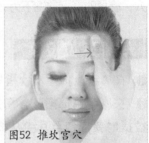

图52 推坎宫穴

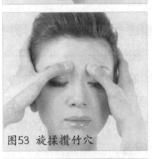

图53 旋揉攒竹穴

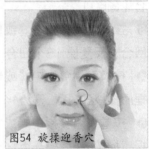

图54 旋揉迎香穴

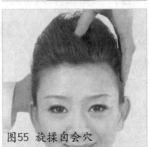

图55 旋揉囟会穴

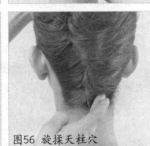

图56 旋揉天柱穴

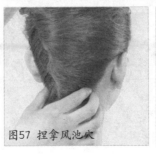

图57 捏拿风池穴

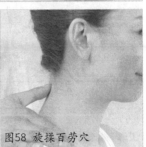

图58 旋揉百劳穴

双侧交替按揉，操作3个回合（上页图56）。

❾ 按摩者以左手（或右手）扶患者头部，右手（或左手）大拇指与食指（或中指）捏拿患者脑后双侧风池穴，捏揉10次后，用拇指或中指点按风池穴侧2~3下（先左后右，双侧都要按），再用拇指或食指、中指旋揉风池穴10次为1个回合，共操作3个回合（上页图57）。

❿ 按摩者以左手（或右手）扶患者头部，右手（或左手）拇指旋揉点按患者脑后百劳穴，旋揉8次、点按3下为1个回合，双侧交替按揉，一共操作3个回合（上页图58）。

耳部穴位按摩

❶ 按摩者以拇指及食指先用轻手法捏揉患者的全耳至微热（图59）。

❷ 按摩者用拇指及食指捏住患者的耳尖处耳轮，旋揉捻捏8次、向上拉提1次。拉提时要提拽至耳尖从拇食指间脱离、耳尖弹回原位为1个回合，共操作3个回合（图60）。

❸ 按摩者用食指中峰或侧峰点住患者耳部的神门穴，推压揉按8次后松开为1个回合，反复操作3个回合（图61）。

❹ 按摩者用食指中峰或侧峰点住患者耳部的肾穴，拇指在耳背部与食指对捏，捏压揉按8次后松开为1个回合，反复操作3个回合（图62）。

❺ 按摩者用食指中峰或侧峰点住患者耳部的脾穴，拇指在耳背部与食指对捏，捏压揉按8次后松开为1个回合，反复操作3个回合（下页图63）。

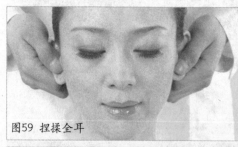

图59 捏揉全耳

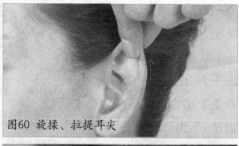

图60 旋揉、拉提耳尖

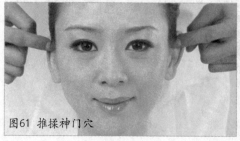

图61 推揉神门穴

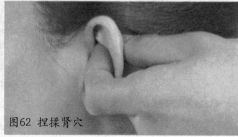

图62 捏揉肾穴

❻ 按摩者用拇指指峰点按患者耳部的肺穴，推揉8次后按压3次为1个回合，反复操作3个回合（图64）。

❼ 按摩者用拇指指峰点按患者耳部的支气管穴，推揉8次后按压3次为1个回合，反复操作3个回合（图65）。

❽ 按摩者用拇指、食指捏住患者的耳屏尖，捻挤揉捏8次后松开为1个回合，反复操作3个回合（图66）。

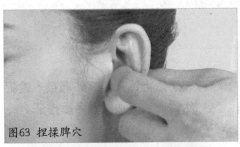

图63 捏揉脾穴

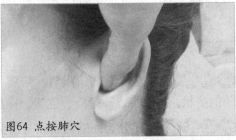

图64 点按肺穴

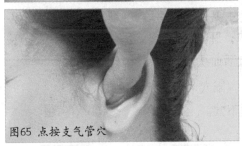

图65 点按支气管穴

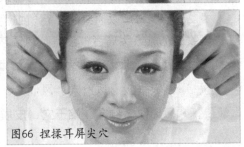

图66 捏揉耳屏尖穴

其他疗法

❶ 穴位贴敷法：选肺俞、定喘、风门、膻中、丰隆等穴，用白附子（占16%）、洋金花（占48%）、川椒（占33%）、樟脑（占3%）制成粉剂。将药粉少许置于穴位上，用胶布贴敷，每3～4日更换1次，最好在三伏天应用。亦可用等量白芥子、甘遂、细辛、丁香、苍术、川芎研成细粉，加入基质，调成糊状，制成直径1厘米的圆饼贴在穴位上，用胶布固定，每3天更换1次，5次为1个疗程。

❷ 穴位注射法：选定喘、大杼、风门、肺俞等穴，用100毫克维生素B_1注射液或胎盘注射液，每次从上述穴位中选取1～2穴，每穴注入药液0.5毫升，选穴由上向下依次轮换。隔日1次。本法用于慢性咳嗽。

健康小提示

1. 平时注意保暖、慎避风寒。
2. 应努力增强体质，预防感冒。
3. 应注意戒烟戒酒。

头痛

头痛是临床上常见的一种症状，既可单独出现，也可出现于多种急、慢性疾病中。凡临床表现以头痛为主症者，都可作为一个独立的病症进行辨证。西医学中的神经官能症、三叉神经痛及多种原因引起的贫血等病症均属于中医头痛的范畴。

临床症状 挚痛、跳痛、胀痛、灼痛、重痛、痛无休止，常伴有外邪束表或犯肺的症状，多属实证；隐痛、空痛、昏痛、悠悠作痛，遇劳加剧，多属虚证。

病因分类 主要分为外感头痛和内伤头痛。

治疗原理 推拿是以通经络、行气血为主要的改善手段。如属风寒头痛者，治宜祛风散寒；风热头痛者，治宜疏风清热；肝阳头痛者，治宜平肝潜阳；血虚头痛者，治宜益气养血；瘀血头痛者，治宜活血祛瘀。

头部取穴 大椎穴、风府穴、风池穴、太阳穴、强间穴、头维穴。

耳部取穴 颞穴、额穴、脑干穴、皮质下穴。

▌头部穴位按摩

❶ 按摩者双手抓捏患者肩部斜方肌，使患者双肩放松，然后左手扶患者头部，右手拇指自患者左侧大椎穴旁沿膀胱经推揉至枕骨下方，反复推揉8次后左右换势，共操作3个回合（图67）。

❷ 按摩者以左手扶患者头部，右手中指及食指并拢自患者左侧枕骨下方沿膀胱经下刮至大椎穴

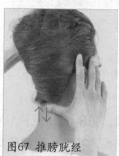

图67 推膀胱经

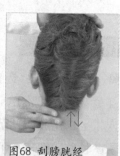

图68 刮膀胱经

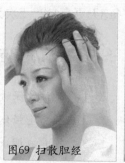

图69 扫散胆经

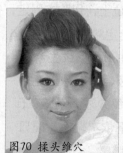

图70 揉头维穴

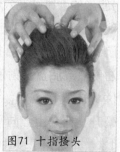

图71 十指搔头

旁，反复下刮8次后左右换势，共操作3个回合（上页图68）。

❸ 按摩者左手扶患者头部，右手由前向后沿患者头左侧胆经扫散，扫散8次后左右换势，共操作3个回合（上页图69）。

❹ 按摩者以左手扶患者头部，右手拇指按揉患者左侧头维穴8次后左右换势，共操作3个回合（上页图70）。

❺ 按摩者用双手十指自前向后、从上向下搔拿患者整个头部，反复搔拿8次（上页图71）。

❻ 按摩者用双手十指指腹自前向后、从头顶向两侧叩击患者整个头部，反复叩击8次。

耳部穴位按摩

❶ 按摩者以拇指及食指先轻手法捏揉患者的全耳至微热。

❷ 按摩者以拇指置于患者的耳背下部，用食指或中指指峰置于对耳屏，力点达额穴，揉捏8次、点按或掐点2次额穴为1个回合。操作3个回合（图72）。

❸ 按摩者以拇指置于患者的耳背下部，用食指或中指指峰置于对耳屏，力点达颞穴，揉捏8次、点按或掐点2次颞穴为1个回合。操作3个回合（图73）。

❹ 按摩者以拇指置于患者的耳背下部，用食指或中指指峰置于对耳屏，力点达脑干穴，揉捏8次、点按或掐点2次脑干穴为1个回合。操作3个回合（图74）。

❺ 按摩者以拇指置于患者的耳背下部，用食指或中指指峰置于对耳屏，力点达皮质下穴，揉捏8次、点按或掐点2次皮质下穴为1个回合。操作3个回合（图75）。

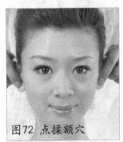 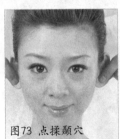 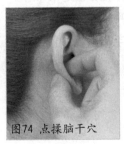 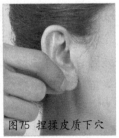

图72 点揉额穴　　图73 点揉颞穴　　图74 点揉脑干穴　　图75 捏揉皮质下穴

其他疗法

❶ 耳针法：选枕穴、额穴、脑穴、神门穴等，用毫针刺或埋枕针或王不留行籽压丸。对于顽固性头痛可在耳背静脉点刺出血。

❷ 皮肤针法：用皮肤针叩刺太阳穴、印堂穴及头痛处，适用于外感头痛。

目赤肿痛

目赤肿痛是以目赤、疼痛为主症的急性眼病。古代文献根据发病原因、病状急重和流行性，又称"风眼热""暴风客眼""天行赤眼"等。西医学的急性结膜炎、假性结膜炎以及流行性结膜炎也可参照此病治疗。

临床症状 目赤、疼痛，伴畏光、多泪或眼睑肿为临床特点。

病因分类 主要分为外感风热和肝胆火盛。

治疗原理 推拿疗法以清热明目为主。如属外感风热者，治宜疏风散热；肝胆火盛者，治宜疏泄肝阳。

头部取穴 悬厘穴、阴白穴、目窗穴、头维穴。

耳部取穴 肝穴、耳屏尖穴、肾上腺穴、眼穴。

头部穴位按摩

❶ 按摩者以左手（或右手）扶患者后脑，右手食指（或左手无名指）按压患者右侧额旁1线、中指按压患者额中线、无名指（或左手食指）按压患者左侧额旁1线、其余手指自然放置，沿线区自前向后反复推揉16个回合（图76）。

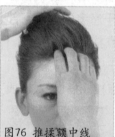

图76 推揉额中线

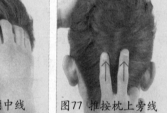

图77 推按枕上旁线

❷ 按摩者以左手（或右手）扶患者头部，右手

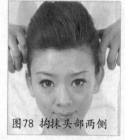

图78 抅抹头部两侧

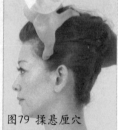

图79 揉悬厘穴

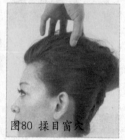

图80 揉目窗穴

（或左手）食指和中指分别对应按压在患者的脑后双侧枕上旁线，由下向上推揉枕上旁线，反复操作16个回合（图77）。

❸ 按摩者双手掌根部挤压旋揉头部顶颞后斜线下1/3段周边，以患者为准右侧先

顺时针旋揉的同时，左侧逆时针旋揉，旋揉16圈后，再反方向旋揉16圈。

❹ 按摩者用双手食指桡侧，从前向后抅抹患者头部两侧。反复操作16次（上页图78）。

❺ 按摩者以右手扶患者头部，左手拇指旋揉患者左侧悬厘穴8次，点按3次，左右换势，操作3个回合（上页图79）。

❻ 按摩者以右手扶患者头部，左手拇指旋揉患者左侧阳白穴8次，点按3次，左右换势，操作3个回合。

❼ 按摩者以右手扶患者头部，左手拇指旋揉患者左侧目窗穴8次，点按3次，左右换势，操作3个回合（上页图80）。

耳部穴位按摩

❶ 按摩者以拇指及食指先轻手法捏揉患者全耳至微热。

❷ 按摩者用拇指及食指捏住患者耳尖处耳轮，旋揉捻捏8次、向上拉提1次。

❸ 按摩者用按摩棒点按患者耳部的肝穴，8次后换另一耳为1个回合，共操作3个回合（图81）。

❹ 按摩者用拇指、食指捏住患者的耳屏尖，捻挤揉捏8次后重捏2次为1个回合。反复操作3个回合（图82）。

❺ 按摩者用按摩棒点按患者耳部的肾上腺穴，8次后换另一耳为1个回合。反复操作3个回合（图83）。

❻ 按摩者用按摩棒点按患者耳部的眼穴，8次后换另一耳为1个回合。操作3个回合（图84）。

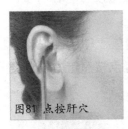
图81 点按肝穴

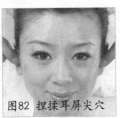
图82 捏揉耳屏尖穴

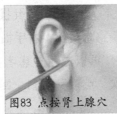
图83 点按肾上腺穴

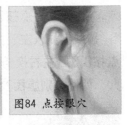
图84 点按眼穴

其他疗法

❶ 挑刺法：按摩者在患者肩胛间按压其过敏点或在大椎穴两旁0.5寸处选点挑刺。

❷ 耳针法：选眼穴、目1穴、目2穴、肝穴。毫针刺，留针20分钟，间歇运针；亦可在耳尖或耳后静脉处点刺出血。

麦粒肿

麦粒肿是指胞睑生小疖肿，形似麦粒，是一种易于溃脓的眼病，又称"针眼"。麦粒肿可分为外麦粒肿和内麦粒肿：凡睫毛所属皮脂腺的化脓性炎症为外麦粒肿，而睑板腺的化脓性炎症为内麦粒肿。

临床症状 病起始则睑缘局部性红肿硬结、疼痛和触痛，继则红肿渐形扩大，数日后硬结顶端出现黄色脓点，破溃后脓自流出。

病因分类 分为风热外袭、热毒炽盛和脾虚湿热。

治疗原理 推拿以疏风清热、解毒散结为主。

头部取穴 睛明穴、攒竹穴、鱼腰穴、丝竹空穴、承泣穴。

耳部取穴 耳尖穴、肝穴、心穴、耳屏尖穴、肾上腺穴、眼穴。

头部穴位按摩

❶ 按摩者以左手扶患者头部，右手拇指按揉患者右侧睛明穴8次，左右换势为1个回合。共操作3个回合（图85）。

❷ 按摩者先以左手扶患者头部，右手拇指旋揉点按患者左侧攒竹穴，旋揉8次、点按3下后左右换势，再以右手扶患者头部，左手拇指旋揉点按患者右侧攒竹穴，旋揉8次、点按3下为1个回合。共操作3个回合（图86）。

❸ 按摩者先以左手扶患者头部，右手拇指旋揉点按患者左侧鱼腰穴，旋揉8次、点按3下后左右换势，再以右手扶患者头部，左手拇指旋揉点按患者右侧鱼腰穴，两侧分别旋揉8次、点按3下为1个回合。共操作3个回合。

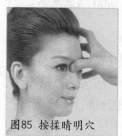
图85 按揉睛明穴

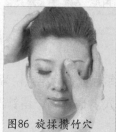
图86 旋揉攒竹穴

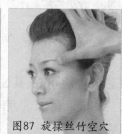
图87 旋揉丝竹空穴

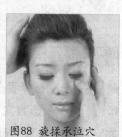
图88 旋揉承泣穴

④ 按摩者先以左手扶患者头部，右手拇指旋揉点按患者左侧丝竹空穴，旋揉8次、点按3下后左右换势，再以右手扶患者头部，左手拇指旋揉点按患者右侧丝竹空穴，旋揉8次、点按3下为1个回合。共操作3个回合（上页图87）。

⑤ 按摩者先以左手扶患者头部，右手拇指旋揉点按患者左侧承泣穴，旋揉8次、点按3下后左右换势为1个回合。共操作3个回合（上页图88）。

耳部穴位按摩

① 按摩者用拇指及食指捏住患者耳尖处耳轮，旋揉捻捏8次、向上拉提1次。拉提时要提拽至耳尖从拇食指间脱离、耳尖弹回原位为1个回合。反复操作3个回合（图89）。

② 按摩者用按摩棒点揉患者耳部的肝穴，每侧点揉8次，双耳交替为1个回合。反复操作3个回合（图90）。

③ 按摩者用发卡钝头点住患者耳部的心穴，压揉8次、点按2次且双耳交替为1个回合。反复操作3个回合（图91）。

④ 按摩者以拇指及食指捏住患者的耳屏尖，捻挤揉捏8次后重捏2次为1个回合。反复操作3个回合。

⑤ 按摩者用按摩棒捻揉患者耳部的肾上腺穴，捻揉8次后重压2次，双耳交替为1个回合。反复操作3个回合（图92）。

⑥ 按摩者以拇指置于患者的耳垂背部中央，用食指或中指指峰置于耳垂正面中央，力点达耳垂5区眼穴，揉捏8次、点按或掐点2次为1个回合。反复操作3个回合。

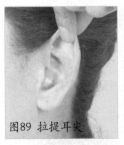 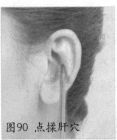 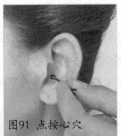 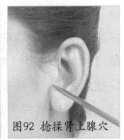

图89 拉提耳尖　　图90 点揉肝穴　　图91 点按心穴　　图92 捻揉肾上腺穴

其他疗法

① 挑刺法：在肩胛间第1~7胸椎两侧探寻淡红色疹点，用三棱针点刺，挤出少量血液，可反复挤3~5次。

② 耳针法：选眼穴、肝穴、脾穴。毫针刺，留针20分钟，间歇运针。

近视

近视是以视近清楚、视远模糊为主症的眼病，古代医籍又称为"能近怯远症"。西医学将近视分为低度、中度、高度3种，凡屈光度在-3.0度以下者为低度近视，-6.0度以下者为中度近视，-6.0度以上者为高度近视。

临床症状 远视力降低，近视力可正常；视力疲劳；暂时性、交替性斜视。

病因分类 分为肝肾亏虚、脾气虚弱和心阳不足。

治疗原理 推拿对近视的缓解原则是益气、养血、明目。

头部取穴 睛明穴、攒竹穴、鱼腰穴、瞳子髎穴、承泣穴、四白穴、太阳穴、五处穴、络却穴、风池穴。

耳部取穴 肾穴、肝穴、脾穴、心穴、脑干穴、眼穴。

┃ 头部穴位按摩

❶ 按摩者以右手（或左手）扶患者后脑，左手食指（或右手无名指）按压患者左侧额旁2线、中指按压患者额中线、无名指（或右手食指）按压患者右侧额旁2线、其余手指自然放置，沿线区自前向后反复推揉16个回合（图93）。

❷ 按摩者以左手（或右手）扶患者头侧及脑后，右手（或左手）拇指或中指推按患者顶中线，自前向后反复操作16个回合（图94）。

❸ 按摩者以左手（或右手）扶患者头部，右手食指（或左手无名指）按压患者左侧枕上旁线、中指按压患者枕上线、无名指（或左手食指）按压患者右侧枕上旁线、其余手指自然放置，沿线区自前向后反复推揉16个回合（下页图95）。

❹ 按摩者以左手扶患者头部，右手拇指按揉患者右侧睛明穴8次，左右换势，再以右手扶患者头部，左

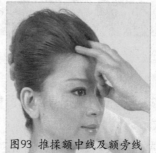 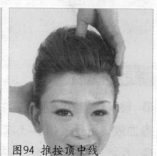

图93 推揉额中线及额旁线   图94 推按顶中线

手拇指按揉患者左侧睛明穴8次为1个回合，操作3个回合（图96）。

❺ 按摩者先以左手扶患者头部，右手拇指旋揉点按患者左侧攒竹穴，旋揉8次、点按3下，左右换势，再以右手扶患者头部，左手拇指旋揉点按患者右侧攒竹穴，旋揉8次、点按3下为1个回合，共操作3个回合（图97）。

❻ 按摩者先以左手扶患者头部，右手拇指旋揉点按患者左侧鱼腰穴，旋揉8次、点按3下，左右换势，再以右手扶患者头部，左手拇指旋揉点按患者右侧鱼腰穴，旋揉8次、点按3下为1个回合，共操作3个回合（图98）。

❼ 按摩者先以左手扶患者头部，右手拇指旋揉点按患者左侧瞳子髎穴，旋揉8次、点按3下，左右换势，再以右手扶患者头部，左手拇指旋揉点按患者右侧瞳子髎穴，旋揉8次、点按3下为1个回合，共操作3个回合（图99）。

❽ 按摩者先以左手扶患者头部，右手拇指旋揉点按

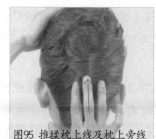
图95 推揉枕上线及枕上旁线

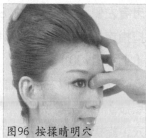
图96 按揉睛明穴

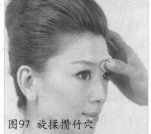
图97 旋揉攒竹穴

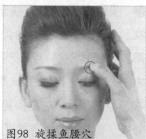
图98 旋揉鱼腰穴

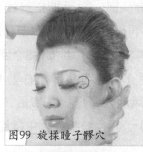
图99 旋揉瞳子髎穴

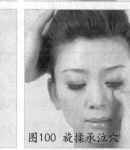
图100 旋揉承泣穴

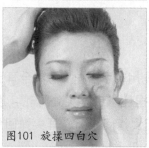
图101 旋揉四白穴

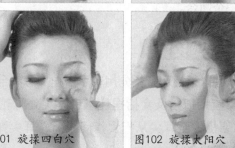
图102 旋揉太阳穴

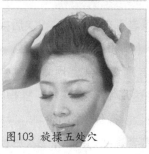
图103 旋揉五处穴

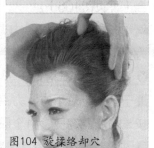
图104 旋揉络却穴

患者左侧承泣穴，旋揉8次、点按3下，左右换势，再以右手扶患者头部，左手拇指旋揉点按患者右侧承泣穴，旋揉8次、点按3下为1个回合，共操作3个回合（上页图100）。

⑨ 按摩者先以左手扶患者头部，右手拇指旋揉点按患者左侧四白穴，旋揉8次、点按3下，左右换势，再以右手扶患者头部，左手拇指旋揉点按患者右侧四白穴，旋揉8次、点按3下为1个回合，共操作3个回合（上页图101）。

⑩ 按摩者先以左手扶患者头部，右手拇指旋揉点按患者左侧太阳穴，旋揉8次、点按3下，左右换势，再以右手扶患者头部，左手拇指旋揉点按患者右侧太阳穴，旋揉8次、点按3下为1个回合，共操作3个回合（上页图102）。

⑪ 按摩者先以左手扶患者头部，右手拇指旋揉点按患者左侧五处穴，旋揉8次、点按3下，左右换势，再以右手扶患者头部，左手拇指旋揉点按患者右侧五处穴，旋揉8次、点按3下为1个回合，共操作3个回合（上页图103）。

⑫ 按摩者先以左手扶患者头部，右手拇指旋揉点按患者左侧络却穴，旋揉8次、点按3下，左右换势，再以右手扶患者头部，左手拇指旋揉点按患者右侧络却穴，旋揉8次、点按3下为1个回合，共操作3个回合（上页图104）。

⑬ 按摩者以左手（或右手）扶患者头部，右手（或左手）大拇指与食指（或中指）捏拿患者脑后双侧风池穴，捏揉16次后，用拇指或中指点按风池穴侧3下（先左后右双侧都要按），再用拇指或食中指旋揉风池穴数16次为1个回合。共操作3个回合。

耳部穴位按摩

❶ 按摩者以拇指及食指先用轻手法捏揉患者全耳至微热（图105）。

❷ 按摩者用拇指及食指捏住患者耳尖处耳轮，旋揉捻8次、向上拉提1次。拉提时要提拽至耳尖从拇食指间脱离、耳尖弹回原位为1个回合，共操作3个回合（下页图106）。

❸ 按摩者用按摩棒点按患者耳部的肾穴，8次后换另一耳为1个回合。操作3个回合（下页图107）。

❹ 按摩者用拇指置于患者耳背下部，用食指或中指指峰置于耳甲艇后下方，力点达耳甲12区肝穴，揉捏8次、点按或掐点2次肝穴为1个回合。操作3个回合。

❺ 按摩者用按摩棒点按患者耳部的脾穴，8次后换另一耳

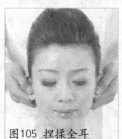

图105 捏揉全耳

为1个回合。操作3个回合。

❻ 按摩者用拇指指峰点按患者耳部的心穴，推揉8次、点按2次为1个回合。反复操作3个回合。

❼ 按摩者以拇指置于患者耳背下部，用食指或中指指峰置于对耳屏，力点达脑干穴，揉捏8次、点按或掐点2次脑干穴为1个回合。操作3个回合。

❽ 按摩者以拇指置于患者耳垂背部中央，将食指或中指指峰置于耳垂正面中央，力点达耳垂5区眼穴，揉捏8次、点按或掐点2次眼穴为1个回合。操作3个回合，也可用按摩棒进行点按（图108、图109）。

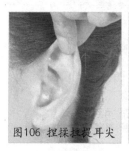 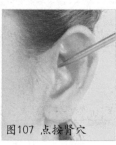 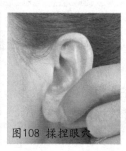 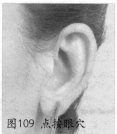

图106 捏揉拉提耳尖　　图107 点按肾穴　　图108 揉捏眼穴　　图109 点按眼穴

其他疗法

耳针法：选眼穴、肝穴、目1穴、目2穴。毫针刺，每次选取2～3穴，留针20～60分钟，间歇运针；或用揿针埋藏或王不留行籽埋压，每3～5日更换1次，双耳交替，嘱咐患者每日自行按压数次。

✿ 健康小提示

1.预防近视，首先应做到：读书写字姿势要端正，眼睛离桌面的距离应保持在30厘米左右，不能小于23厘米；连续看书或看电视45分钟后，应休息10~15分钟或向远方眺望；不要在光线暗弱及阳光直射下看书写字，桌面上的照明照度最好不低于100勒克斯；不要躺在床上、走路或乘车时阅读。

2.经常做眼保健操能消除眼的疲劳，对预防近视有一定的作用。

3.平时注意锻炼身体，要多做一些室外活动。

4.定期进行视力和眼部检查。

5.注意饮食习惯及营养搭配，应及时补充铬、钙等微量元素。

耳聋耳鸣

耳鸣、耳聋是指听觉异常的两种症状。两者的表现虽有不同，但是在病因、病机及推拿治疗方面大致相同，故合并论述。

临床症状 耳鸣以自觉耳内鸣响为主症；耳聋则是以听力减退或听力丧失为主症。

病因分类 分为实证和虚证。

治疗原理 推拿疗法以通窍聪耳为主。实证宜清肝泻火，疏通耳窍；虚证宜益肾养窍。

头部取穴 印堂穴、阳白穴、百会穴、大椎穴、天柱穴、头窍阴穴、听宫穴、听会穴、翳风穴、悬颅穴、浮白穴、瘛脉穴。

耳部取穴 交感穴、肾穴、胰胆穴、肝穴、三焦穴、内耳穴。

头部穴位按摩

❶ 按摩者用左手扶患者的头部，右手大拇指指腹按揉患者印堂穴，按揉8下、向患者左侧太阳穴处推抹3下，左右换势，右手扶头，左手大拇指指腹按揉患者印堂穴，按揉8下、向患者右侧太阳穴处推抹3下为1个回合。共操作3个回合（下页图110）。

❷ 按摩者先以左手扶患者头部，右手拇指旋揉点按患者左侧阳白穴，旋揉8次、点按3下，左右换势，再以右手扶患者头部，左手拇指旋揉点按患者右侧阳白穴，旋揉8次、点按3下为1个回合。共操作3个回合（下页图111）。

❸ 按摩者用左手（或右手）扶患者的头部，右手（或左手）大拇指指腹围绕百会穴顺时针移行推揉，推揉8圈后点按百会穴3下，再沿逆时针方向围绕百会穴推揉8圈，再点按百会穴3下为1个回合。共操作3个回合（下页图112）。

❹ 按摩者用左手（或右手）扶患者的头部，右手（或左手）大拇指指腹按压大椎穴顺时针推揉，推揉8圈后，再逆时针方向推揉8圈为1个回合。共操作3个回

合（图113）。

❺ 按摩者先以左手扶患者头部，右手中指旋揉点按患者右侧天柱穴，旋揉8次、点按3下，左右换势，再以右手扶患者头部，左手中指旋揉点按患者左侧天柱穴，旋揉8次、点按3下为1个回合。共操作3个回合（图114）。

❻ 按摩者以右手扶患者头部，左手拇指旋揉点按患者左侧头窍阴穴，旋揉8次、点按3下，左右换势，再以左手扶患者头部，右手拇指旋揉点按患者右侧头窍阴穴，旋揉8次、点按3下为1个回合，共操作3个回合（图115）。

❼ 按摩者以右手扶患者头部，左手拇指旋揉点按患者左侧听宫穴，旋揉8次、点按3下，左右换势，再以左手扶患者头部，右手拇指旋揉点按患者右侧听宫穴，旋揉8次、点按3下为1个回合，共操作3个回合（图116）。

❽ 按摩者以右手扶患者头部，左手拇指旋揉点按患者左侧听会穴，旋揉8次、

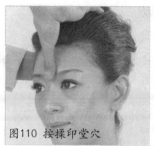

图110 按揉印堂穴

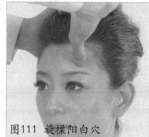

图111 旋揉阳白穴

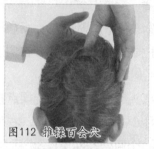

图112 推揉百会穴

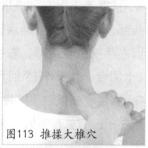

图113 推揉大椎穴

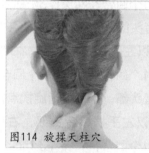

图114 旋揉天柱穴

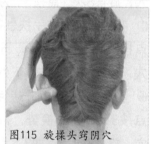

图115 旋揉头窍阴穴

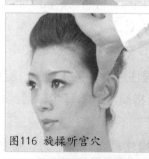

图116 旋揉听宫穴

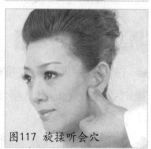

图117 旋揉听会穴

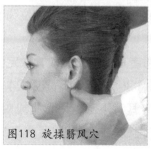

图118 旋揉翳风穴

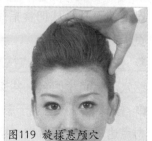

图119 旋揉悬颅穴

点按3下后左右换势，再以左手扶患者头部，右手拇指旋揉点按患者右侧听会穴，旋揉8次、点按3下为1个回合，共操作3个回合（上页图117）。

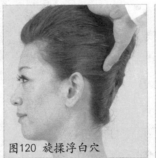
图120　旋揉浮白穴

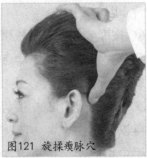
图121　旋揉瘈脉穴

❾ 按摩者先以右手扶患者头部，左手拇指旋揉点按患者左侧翳风穴，旋揉8次、点按3下，左右换势，再以左手扶患者头部，右手拇指旋揉点按患者右侧翳风穴，旋揉8次、点按3下为1个回合，共操作3个回合（上页图118）。

❿ 按摩者先以右手扶患者头部，左手拇指旋揉点按患者左侧悬颅穴，旋揉8次、点按3下，左右换势，再以左手扶患者头部，右手拇指旋揉点按患者右侧悬颅穴，旋揉8次、点按3下为1个回合，共操作3个回合（上页图119）。

⓫ 按摩者先以右手扶患者头部，左手拇指旋揉点按患者左侧浮白穴，旋揉8次、点按3下，左右换势，再以左手扶患者头部，右手拇指旋揉点按患者右侧浮白穴，旋揉8次、点按3下为1个回合，共操作3个回合（图120）。

⓬ 按摩者先以右手扶患者头部，左手拇指旋揉点按患者左侧瘈脉穴，旋揉8次、点按3下，左右换势，再以左手扶患者头部，右手拇指旋揉点按患者右侧瘈脉穴，旋揉8次、点按3下为1个回合，共操作3个回合（图121）。

耳部穴位按摩

❶ 按摩者用拇指及食指捏住患者耳尖处耳轮，旋揉捻捏8次，向上拉提1次。拉提时要提搓至耳尖从拇食指间脱离、耳尖弹回原位为1个回合，共操作3个回合（下页图122）。

❷ 按摩者用拇指及食指捏住患者耳垂下方，旋揉捻捏8次，向下拽1次。下拽时要拽至耳垂从拇食指间脱离、耳垂弹回原位为1个回合，共操作3个回合（下页图123）。

❸ 按摩者用按摩棒点按患者耳部的交感穴，做定位旋揉按摩，旋揉7次、点按交感穴2次为1个回合，共操作3个回合（下页图124）。

❹ 按摩者用拇指置于患者耳背下部，用食指或中指指峰置于对耳轮下方后部，力点达耳甲10区肾穴，揉捏8次或掐点2次肾穴为1个回合。操作3个回合。

❺ 按摩者用按摩棒置于患者耳甲11区胰胆穴，按揉8次、点按2次胰胆穴为1个回合。反复操作3个回合（图125）。

❻ 按摩者将拇指置于患者耳背下部，用食指或中指指峰置于患者耳甲艇后下方，力点达耳甲12区肝穴，揉捏7次、点按或掐点2次肝穴为1个回合。操作3个回合，也可用按摩棒进行点按。

❼ 按摩者将按摩棒压于患者耳甲17区三焦穴，按揉7次或点按2次三焦穴为1个回合。操作3个回合（图126）。

❽ 按摩者将按摩棒置于患者耳垂6区内耳穴，按揉7次或点按2次内耳穴为1个回合。反复操作3个回合（图127）。

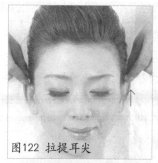
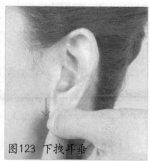

图122 拉提耳尖　　　图123 下拽耳垂

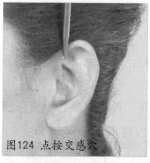
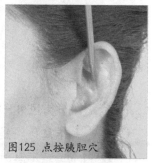

图124 点按交感穴　　　图125 点按胰胆穴

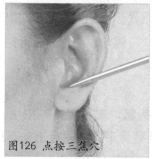
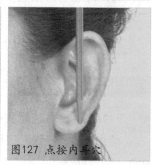

图126 点按三焦穴　　　图127 点按内耳穴

其他疗法

❶ 耳针法：选心、肝、肾、内耳、皮质下等耳穴。突发性耳聋者，毫针强刺激；一般性耳聋、耳鸣，中等刺激量，亦可埋针。

❷ 穴位注射法：选听宫、翳风、完骨、瘈脉等穴。用654-2注射液，每次两侧各选1穴，每穴注射5毫升；或用100毫克维生素B$_{12}$注射液，每穴0.2~0.5毫升。

❸ 头针法：选取两侧晕听区，毫针刺，间歇运针，留针20分钟，每日或隔日1次。

牙痛

牙痛是指牙齿因各种原因引起的疼痛，为口腔疾病常见的症状之一，可见于西医学的龋齿、牙髓炎、根尖周围炎和牙本质过敏等，遇冷、热、酸、甜等刺激时，牙痛发作或加重，属中医的"牙宣""骨槽风"范畴。

临床症状 牙齿疼痛剧烈，牙龈红肿较甚或出脓渗血，牙齿浮动，咬物无力，午后疼痛加重等。

病因分类 分为风火牙痛、胃火牙痛和虚火牙痛。

治疗原理 推拿疗法是以疏通患部经气为主。如属风火牙痛者，治宜疏风泻火；胃火牙痛者，治宜清胃泻火；肾虚牙痛者，治宜滋阴降火。

头部取穴 地仓穴、承浆穴、大迎穴、颊车穴、下关穴、天突穴。

耳部取穴 胃穴、三焦穴、颌穴、面颊穴、牙穴。

头部穴位按摩

❶ 按摩者以右手扶患者头部，左手食指、中指、无名指并拢，用三指的指腹部旋揉患者左侧面颊，从颧骨下方开始自上向下旋揉移行至颌角前，反复操作8次、左右换势为1个回合，共操作2个回合（下页图128）。

❷ 按摩者以左手扶患者头部，右手拇指按揉患者左侧地仓穴8次，左右换势为1个回合，操作3个回合（下页图129）。

❸ 按摩者以左手（或右手）扶患者头部，右手（或左手）拇指旋揉点按患者承浆穴，旋揉8次、点按3下为1个回合，操作3个回合。

❹ 按摩者以左手扶患者头部，右手拇指按揉患者右侧大迎穴8次，左右换势为1个回合，操作3个回合（下页图130）。

❺ 按摩者以左手扶患者头部，右手拇指按揉患者右侧颊车穴8次，左右换势，以右手扶患者头部，左手拇指按揉患者左侧颊车穴8次为1个回合，操作3个回合。

❻ 患者以右手拇指按揉天突穴8次，左右换势，左手拇指按揉天突穴8次为1个回合，操作3个回合（下页图131）。

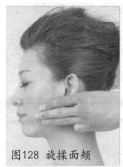
图128 旋揉面颊

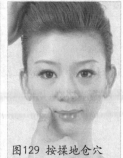
图129 按揉地仓穴

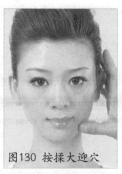
图130 按揉大迎穴

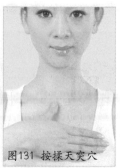
图131 按揉天突穴

耳部穴位按摩

❶ 按摩者用按摩棒点按患者耳部的胃穴，8次为1个回合。操作3个回合（图132）。

❷ 按摩者用按摩棒点按患者耳部的三焦穴，7次为1个回合。操作3个回合（图133）。

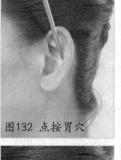
图132 点按胃穴

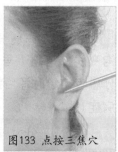
图133 点按三焦穴

❸ 按摩者用按摩棒点按患者耳部的颌穴，8次为1个回合。操作3个回合（图134）。

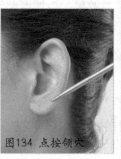
图134 点按颌穴

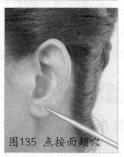
图135 点按面颊穴

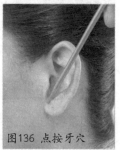
图136 点按牙穴

❹ 按摩者用按摩棒点按患者耳部的面颊穴，8次为1个回合。操作3个回合（图135）。

❺ 按摩者用按摩棒点按患者耳部的牙穴，8次为1个回合。操作3个回合（图136）。

其他疗法

❶ 穴位注射：选合谷穴，用柴胡注射液或鱼腥草注射液，每侧注入0.5~1毫升，隔日1次。

❷ 耳针法：选上颌、下颌、上屏尖、牙、胃、神门等耳穴，每次取2~3穴，毫针刺，强刺激，留针20~30分钟。

健康小提示

1. 注意口腔清洁卫生。

2. 勿吃过硬食物，尽量少吃刺激性食物。

面瘫

面瘫是以口眼向一侧喎斜为主的病症，又称为口眼喎斜。本病相当于西医学的面神经麻痹，最常见于贝尔麻痹。本病可发生于任何年龄段，无季节性，多发病急速，以一侧面部发病最为多见。

临床症状 一侧面部肌肉板滞、麻木、瘫痪，额纹消失，眼裂变大，鼻唇沟变浅，口角下垂喎向健侧，病侧不能皱眉、蹙额、闭目、露齿、鼓颊；部分患者初起时耳后疼痛，还可出现患侧舌前2/3味觉减退或消失、听觉过敏等病症。

病因分类 分为风寒证、风热证。

治疗原理 推拿对面瘫的改善原则是活血散风、疏调面部经筋。

头部取穴 四白穴、颧髎穴、承浆穴、大迎穴、听宫穴、翳风穴。

耳部取穴 神门穴、口穴、枕穴、面颊穴、眼穴。

▌头部穴位按摩

❶ 按摩者先以左手扶患者头部，右手拇指旋揉点按患者左侧四白穴，旋揉8次、点按3下，左右换势为1个回合，操作3个回合。

❷ 按摩者以左手扶患者头部，右手拇指按揉患者右侧颧髎穴8次，左右换势为1个回合，操作3个回合（下页图137）。

❸ 按摩者以左手（或右手）扶患者头部，右手（或左手）拇指旋揉点按患者承浆穴，旋揉8次、点按3下为1个回合，操作3个回合。

❹ 按摩者以左手扶患者头部，右手拇指按揉患者左侧大迎穴8次，左右换势为1个回合，操作3个回合（下页图138）。

❺ 按摩者以左手扶患者头部，右手拇指按揉患者右侧听宫穴8次，左右换势为1个回合，操作3个回合（下页图139）。

❻ 按摩者先以右手扶患者头部，左手拇指旋揉点按患者左侧翳风穴，旋揉8次、点按3下且左右换势为1个回合，操作3个回合（下页图140）。

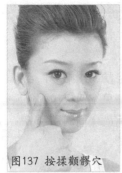
图137 按揉颧髎穴

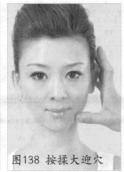
图138 按揉大迎穴

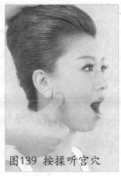
图139 按揉听宫穴

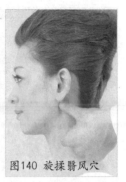
图140 旋揉翳风穴

耳部穴位按摩

❶ 按摩者用拇指及食指捏住患者耳垂下方，旋揉捻捏8次、向下拽1次。下拽时要拽至耳垂从拇食指间脱离、耳垂弹回原位为1个回合，共操作3个回合（图141）。

❷ 按摩者用食指中峰或侧峰点住患者耳部的神门穴，推揉8次后压按2次为1个回合，反复操作3个回合。

❸ 按摩者用食指中峰或侧峰点住患者耳部的面颊穴，推揉8次后压按2次为1个回合，反复操作3个回合（图142）。

❹ 按摩者用棉签棒点按患者耳部的枕穴，8次为1个回合。操作3个回合（图143）。

❺ 按摩者用按摩棒点按患者耳部的眼穴，8次为1个回合。操作3个回合（图144）。

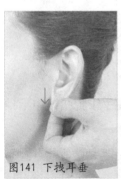
图141 下拽耳垂

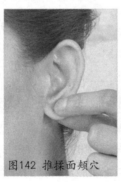
图142 推揉面颊穴

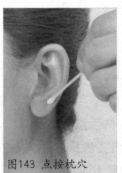
图143 点按枕穴

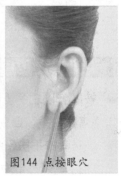
图144 点按眼穴

其他疗法

❶ 皮肤针法：用梅花针叩刺阳白、颧髎、地仓、颊车等穴，以局部潮红为度，每日或隔日1次，适用于面瘫恢复期。

❷ 刺络拔罐法：用三棱针点刺阳白穴、颧髎穴、地仓穴，拔罐，每周2次，用于面瘫恢复期。

咽喉肿痛

咽喉肿痛是咽部和喉部病变的主要症状，以咽喉部吞咽不适为特征，又称"喉痹"。咽喉肿痛见于西医学的急性扁桃体炎、急性咽炎和单纯性喉炎、扁桃体周围脓肿等病症。

临床症状 咽喉赤肿疼痛，吞咽困难，咳嗽，伴有寒热头痛、脉浮数，为外感风热；咽干、口渴、便秘、尿黄、舌红、苔黄、脉洪大，为肺热实证；咽喉稍肿，色暗红，头痛较轻，或吞咽时有痛楚，微有热象，入夜则见症较重，为肾阴不足。

病因分类 分为实热证和阴虚证。

治疗原理 推拿疗法是以清热利咽为主。如属外感风热者，治宜疏风散热；肺胃热甚者，治宜清泄肺胃之火；虚火上炎者，治宜滋阴降火。

头部取穴 人迎穴、水突穴、天鼎穴、扶突穴、天突穴、廉泉穴、太阳穴、下关穴、翳风穴、风池穴、天柱穴。

耳部取穴 神门穴、扁桃体穴、气管穴、咽喉穴、肾上腺穴。

头部穴位按摩

❶ 按摩者以左手（或右手）扶患者头侧及脑后，右手（或左手）拇指或中指推按患者额中线，自前向后反复操作24次（下页图145）。

❷ 按摩者右手扶患者头侧及脑后，以左手并拢的食指、中指、无名指（主发力点在中指）旋揉患者左侧人迎穴，顺时针旋揉8次后，再逆时针旋揉8次，左右换势，左手扶患者头侧及脑后，以右手并拢的食指、中指、无名指按揉患者右侧人迎穴，顺时针旋揉8次后再逆时针旋揉8次为1个回合。共操作3个回合（下页图146）。

❸ 按摩者右手扶患者头侧及脑后，以左手并拢的食指、中指、无名指（主发力点在中指）旋揉患者左侧水突穴，顺时针旋揉8次后再逆时针旋揉8次，左右换势，左手扶患者头侧及脑后，以右手并拢的食指、中指、无名指按揉患者右侧水突穴，顺时针旋揉8次后再逆时针旋揉8次为1个回合。共操作3个回

合（图147）。

❹ 按摩者右手扶患者头侧及脑后，以左手并拢的食指、中指、无名指（主发力点在中指）按揉患者左侧天鼎穴，顺时针旋揉8次后再逆时针旋揉8次，左右换势，左手扶患者头侧及脑后，以右手并拢的食指、中指、无名指按揉患者右侧天鼎穴，顺时针旋揉8次后再逆时针旋揉8次为1个回合。共操作3个回合（图148）。

❺ 按摩者右手扶患者头侧及脑后，以左手并拢的食指、中指、无名指（主发力点在中指）按揉患者左侧扶突穴，顺时针旋揉8次后再逆时针旋揉8次，左右换势，左手扶患者头侧及脑后，以右手并拢的食指、中指、无名指按揉患者右侧扶突穴，顺时针旋揉8次后，再逆时针旋揉8次为1个回合。共操作3个回合（图149）。

❻ 按摩者用按摩棒推揉患者胸骨上窝天突穴16次（图150）。

❼ 按摩者以左手（或右手）扶患者头侧及脑后，

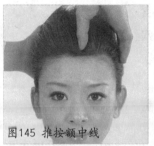
图145 推按额中线

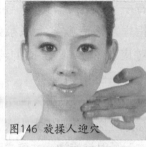
图146 旋揉人迎穴

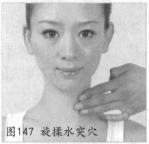
图147 旋揉水突穴

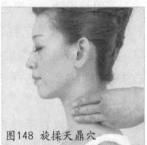
图148 旋揉天鼎穴

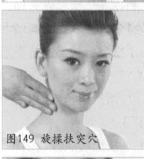
图149 旋揉扶突穴

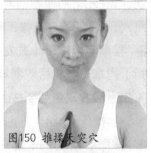
图150 推揉天突穴

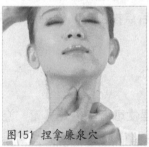
图151 捏拿廉泉穴

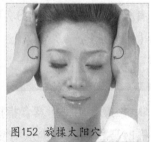
图152 旋揉太阳穴

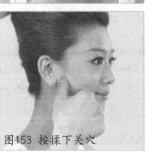
图153 按揉下关穴

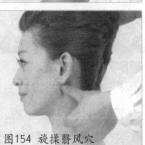
图154 旋揉翳风穴

右手（或左手）拇指与食指捏拿患者喉结上廉泉穴对应处，反复捏揉16次（上页图151）。

⑧ 按摩者用双手大拇指鱼际部旋揉患者双侧太阳穴，右手顺时针旋揉、左手逆时针旋揉8周后，反方向再旋揉8周为1个回合。共操作3个回合（上页图152）。

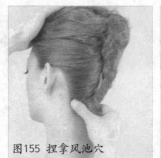

图155 捏拿风池穴

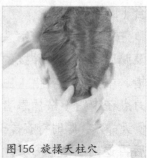

图156 旋揉天柱穴

⑨ 按摩者以左手扶患者头部，右手拇指按揉患者右侧下关穴8次，左右换势，以右手扶患者头部，左手拇指按揉患者左侧下关穴8次为1个回合，共操作3个回合（上页图153）。

⑩ 按摩者先以右手扶患者头部，左手拇指旋揉点按患者左侧翳风穴，旋揉8次、点按3下后左右换势，再以左手扶患者头部，右手拇指旋揉点按患者右侧翳风穴，旋揉8次、点按3下为1个回合，共操作3个回合（上页图154）。

⑪ 按摩者以左手（或右手）扶患者头部，右手（或左手）大拇指与食指（或中指）捏拿患者脑后双侧风池穴，捏揉16次后，用拇指或中指点按风池穴双侧3下（先左右后双侧都要按），再用拇指和食指（或中指）旋揉风池穴16次为1个回合。共操作3个回合（图155）。

⑫ 按摩者以左手（或右手）扶患者头部，右手（或左手）大拇指旋揉点按患者脑后天柱穴，旋揉8次后点按2下为1个回合，双手交替按揉，共操作3个回合（图156）。

▌ 耳部穴位按摩

❶ 按摩者用拇指及食指捏住患者耳尖处耳轮，旋揉捻捏8次，向上拉提1次。拉提时要提拽至耳尖从拇食指间脱离、耳尖弹回原位为1个回合，共操作3个回合（图157）。

❷ 按摩者用拇指及食指捏住患者耳垂下方，旋揉捻捏8次，向下拽1次。下拽时要拽至耳垂从拇食指间脱离、耳垂弹回原位为1个回合，反复操作3个回合（下页图158）。

❸ 按摩者用食指中峰或侧峰点住患者耳部的神门

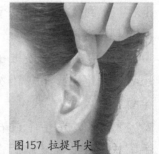

图157 拉提耳尖

穴，推揉8次后压按2次为1个回合，反复操作3个回合（图159）。

❹ 按摩者用食指中峰或侧峰点住患者耳部的扁桃体穴，推揉8次后压按2次为1个回合，反复操作3个回合（图160）。

❺ 按摩者用按摩棒点按患者耳部的气管穴，推揉8次后按压2次为1个回合，反复操作3个回合（图161）。

❻ 按摩者用按摩棒抵住患者的耳上屏咽喉穴，点按8次换耳为1个回合，反复操作3个回合（图162）。

❼ 按摩者用按摩棒点按患者耳部的肾上腺穴，点按8次换耳为1个回合，反复操作3个回合（图163）。

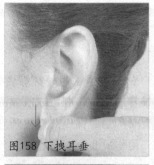

图158 下拽耳垂

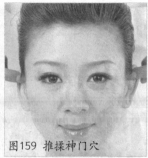

图159 推揉神门穴

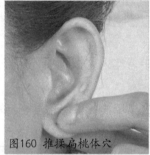

图160 推揉扁桃体穴

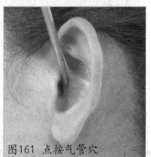

图161 点按气管穴

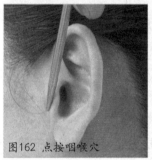

图162 点按咽喉穴

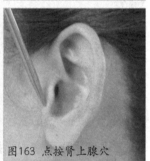

图163 点按肾上腺穴

其他疗法

❶ 耳针法：选咽喉穴、心穴、下屏尖穴、扁桃体穴、轮1~6穴，毫针刺，实证者，强刺激，每次留针1个小时。

❷ 梅花针：选后颈部、颌下、耳垂下方（翳风为主）、合谷、大椎等穴，用梅花针叩刺，并重点叩刺后颈部、颌下、耳垂下方，每日1~2次。

健康小提示

1.注意口腔卫生，有助于防止咽喉肿痛的复发。

2.禁止吸烟、少饮酒和进食酸辣等刺激性食物。

颈椎综合征

现代医学认为颈椎综合征是颈椎间盘退行性病变及颈椎骨质增生，刺激或压迫了邻近的脊髓、神经根、血管及交感神经，并由此产生颈、肩、上肢等一系列表现的疾病，简称颈椎病。

临床症状 此病多发于中老年人，以颈项、肩臂、肩胛上部、上胸壁及上肢疼痛或疼麻为主要特征。

病因分类 主要分为颈型颈椎病、神经根型颈椎病和椎动脉型颈椎病。

治疗原理 推拿对颈椎病的改善原则是舒筋活络、滑利关节、整复错缝、疏通筋络。

头部取穴 大椎穴、风府穴、缺盆穴、天柱穴、风池穴、安眠穴、百劳穴、翳风穴、百会穴。

耳部取穴 神门穴、肾穴、肝穴、皮质下穴、颈穴、颈椎穴、肾上腺穴。

┃ 头部穴位按摩

❶ 按摩者用双手拿捏抓揉患者双肩颈部斜方肌，使患者肩部肌肉感到完全放松（下页图164）。

❷ 按摩者以左手（或右手）扶患者头部，右手（或左手）大拇指旋揉患者脑后大椎穴，先顺时针旋揉16次，再逆时针旋揉16次，双侧交替按揉1次为1个回合。反复操作3个回合。

❸ 按摩者以左手（或右手）扶患者头部，右手（或左手）拇指指腹自大椎穴开始沿颈后正中线向上移行按揉直至风府穴，反复操作16个回合（下页图165）。

❹ 按摩者用右手扶患者头部，左手食指、中指、无名指自患者左侧缺盆起，沿左侧颈部向上移行推揉至枕部，再原路反方向推揉移行至起点，左右换势，左手扶患者头部，右手食指、中指、无名指自患者右侧缺盆起，沿右侧颈部向上移行推揉至枕部，再原路反方向推揉移行至起点为1个回合。共操作8个回合。

❺ 按摩者右手扶患者头部，左手拇指自患者大椎穴旁左侧起，沿颈椎棘突左侧

134

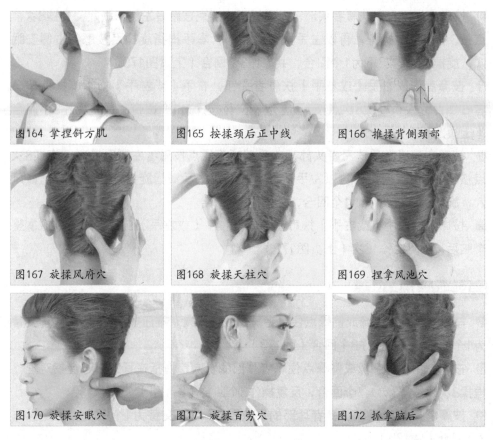

图164 掌捏斜方肌　　　　图165 按揉颈后正中线　　　　图166 推揉背侧颈部

图167 旋揉风府穴　　　　图168 旋揉天柱穴　　　　图169 捏拿风池穴

图170 旋揉安眠穴　　　　图171 旋揉百劳穴　　　　图172 抓拿脑后

向上移行推揉至枕部，再原路反方向推揉移行至起点，左右换势，左手扶患者头部，右手拇指自患者大椎穴旁右侧起，沿颈椎棘突右侧向上移行推揉至枕部，再原路反方向推揉移行至起点为1个回合。共操作8个回合（图166）。

❻ 按摩者以左手（或右手）扶患者头部，右手（或左手）大拇指和食指捏拿旋揉患者脑后风府穴，旋揉16次，点按3下，双手交替旋揉点按为1个回合。共操作3个回合（图167）。

❼ 按摩者以左手（或右手）扶患者头部，右手（或左手）大拇指和食指捏拿旋揉患者脑后天柱穴，旋揉8次，点按1下，双手交替按揉为1个回合。反复操作3个回合（图168）。

❽ 按摩者以左手（或右手）扶患者头部，右手（或左手）大拇指与食指（或中指）捏拿患者脑后双侧风池穴，捏揉16次后，用拇指或中指点按风池穴双侧3下（先左后右双侧都要按），再用拇指、食指或中指旋揉风池穴16次为1个回合。反复操作3个回合（图169）。

❾ 按摩者先以右手扶患者头部，左手拇指旋揉点按患者左侧安眠穴，旋揉8次，点按3下，左右换势，再以左手扶患者头部，右手拇指旋揉点按患者右侧安眠穴，旋揉8次点按3下为1个回合，共操作3个回合（上页图170）。

❿ 按摩者先以左手（或右手）扶患者头部，右手（或左手）拇指旋揉点按患者右侧百劳穴，旋揉8次点按3下，双侧交替按揉为1个回合。反复操作3个回合（上页图171）。

⓫ 按摩者先以右手扶患者头部，左手拇指旋揉点按患者左侧翳风穴，旋揉8次点按3下，左右换势，再以左手扶患者头部，右手拇指旋揉点按患者右侧翳风穴，旋揉8次点按3下为1个回合，共操作3个回合。

⓬ 按摩者以左手（或右手）扶患者头部，右手（或左手）自百会穴向下抓拿整个脑后，反复操作16次（上页图172）。

耳部穴位按摩

❶ 按摩者用食指中峰或侧峰点住患者耳部的神门穴，推压揉按8次后，双耳交替为1个回合，反复操作3个回合（图173）。

❷ 按摩者用食指中峰或侧峰点住患者耳部的肾穴，拇指在耳背部与食指对捏，捏揉8次后按拿3次为1个回合，反复操作3个回合（图174）。

❸ 按摩者用按摩棒旋揉患者耳部的肝穴8次，双耳交替为1个回合。反复操作3个回合（图175）。

❹ 按摩者用拇指置于患者的耳背下部，用食指或中指指峰置于对耳屏，力点达对耳屏4区的皮质下穴，揉捏8次、点按或掐点2次皮质下穴为1个回合。反复操作3个回合（下页图176）。

❺ 按摩者用食指中峰或侧峰点住患者耳部的颈穴，拇指在耳背部与食指对捏，捏揉8次后点拿3次为1个回合，反复操作3个回合（下页图177）。

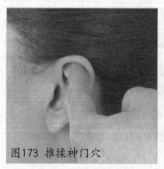
图173 推揉神门穴

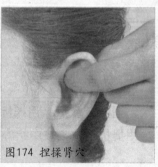
图174 捏揉肾穴

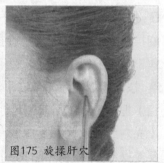
图175 旋揉肝穴

⑥ 按摩者用牙签等按摩工具点住患者耳部的颈椎穴，旋按8次后双耳交替为1个回合，反复操作3个回合（图178）。

⑦ 按摩者用按摩棒点压患者耳部的肾上腺穴，旋揉8次后双耳交替为1个回合，反复操作3个回合（图179）。

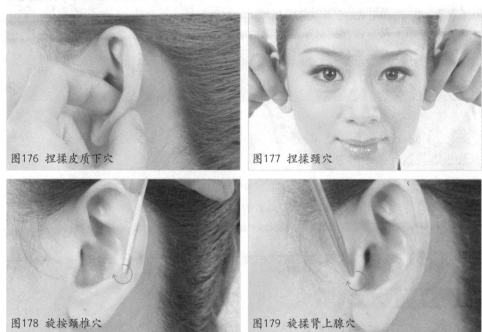

图176 捏揉皮质下穴

图177 捏揉颈穴

图178 旋按颈椎穴

图179 旋揉肾上腺穴

其他疗法

❶ 耳针法：选颈椎穴、肾上腺穴、内分泌穴，用毫针刺或王不留行籽压贴。

❷ 刺血拔罐法：选颈部棘突主要痛点，配肩贞、天宗等穴。以三棱针点刺出血，针处加拔火罐。去罐后做局部按摩，头部做旋转运动。每间隔3～5天治疗1次，3次为1个疗程，疗程间休息数日。

❸ 穴位注射：选风池穴直下1.5寸处左右两穴各注射维生素E1毫升，每周2次，10次为1个疗程。

健康小提示

1.注意纠正不良姿势和习惯。

2.长期伏案工作的人要注意定时做放松颈项的活动。

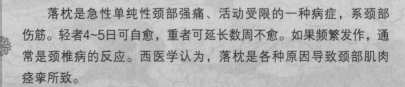

落枕

落枕是急性单纯性颈部强痛、活动受限的一种病症，系颈部伤筋。轻者4~5日可自愈，重者可延长数周不愈。如果频繁发作，通常是颈椎病的反应。西医学认为，落枕是各种原因导致颈部肌肉痉挛所致。

临床症状 颈项强痛，活动受限，头向肩侧倾斜，项背牵拉痛，甚至向同侧肩部和上臂放射，颈项部放射明显。

病因分类 分为风寒痹阻、劳伤血瘀和肝肾亏虚。

治疗原理 推拿对落枕的缓解原则是舒筋活血、温通经络。

头部取穴 气舍穴、天容穴、天柱穴、风池穴。

耳部取穴 神门穴、交感穴、肾穴、颈穴、颈椎穴、锁骨穴、肩穴。

头部穴位按摩

❶ 按摩者用双手拿捏抓揉患者的双肩颈部斜方肌，使患者肩部肌肉完全放松。

❷ 患者右手拇指、中指、无名指、小指并拢，用食指指腹旋揉患者左侧气舍穴，顺时针旋揉8次后再逆时针旋揉8次，左右换势为1个回合。共操作3个回合（图180）。

❸ 按摩者用右手扶患者头侧及脑后，以左手拇指旋揉患者左侧天容穴，顺时针旋揉8次后再逆时针旋揉8次，左右换势为1个回合。共操作3个回合（图181）。

❹ 按摩者以左手（或右手）扶患者头部，右手（或左手）大拇指及食指按住患者脑后天柱穴，旋揉8次，点按1下，双侧交替按揉为1个回合，反复操作3个回合

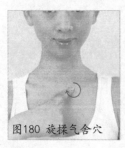
图180 旋揉气舍穴

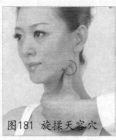
图181 旋揉天容穴

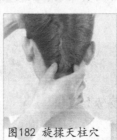
图182 旋揉天柱穴

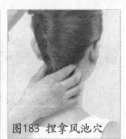
图183 捏拿风池穴

（上页图182）。

❺ 按摩者以左手（或右手）扶患者头部，右手（或左手）大拇指与食指（或中指）捏拿患者脑后双侧风池穴，捏揉16次后换势，共操作3个回合（上页图183）。

┃ 耳部穴位按摩

❶ 按摩者用食指中峰或侧峰点住患者耳部的神门穴，推压揉按8次后松开为1个回合，反复操作3个回合。

❷ 按摩者用食指中峰或侧峰点住患者耳部的交感穴，压按8次后松开为1个回合，反复操作3个回合（图184）。

❸ 按摩者用食指中峰或侧峰点住患者耳部的肾穴，拇指在耳背部与食指对捏，捏揉8次后点按3次为1个回合，反复操作3个回合。

❹ 按摩者用牙签等钝头工具点压患者耳部的颈穴，压按8次后双耳交替为1个回合，反复操作3个回合（图185）。

❺ 按摩者用食指中峰或侧峰点住患者耳部的颈椎穴，拇指在耳背部与食指对捏，捏揉8次后再点按3次为1个回合，反复操作3个回合。

❻ 按摩者用按摩棒点住患者耳部的锁骨穴，揉按8次后双耳交替为1个回合，反复操作3个回合（图186）。

❼ 按摩者用小夹子夹住患者耳部的肩穴，松开，操作8次后换另一耳同样操作为1个回合，反复操作3个回合（图187）。

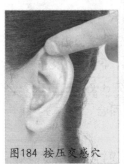 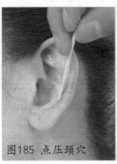 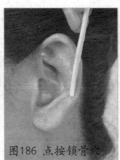 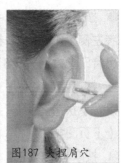

图184 按压交感穴　　图185 点压颈穴　　图186 点按锁骨穴　　图187 夹捏肩穴

┃ 其他疗法

❶ 拔罐法：在患者项背部行闪罐法，应顺着肌肉走向进行拔罐。

❷ 耳针法：选颈穴、颈椎穴、神门穴。毫针，中等刺激，持续运针时嘱咐患者慢慢活动颈项部。

不寐

不寐通称失眠。凡睡眠时间短、睡眠不深均属本病范畴。西医学的神经官能症、高血压病、脑动脉粥样硬化、更年期综合征、贫血等，以失眠为主者，均可参照本节辨证论治。

临床症状 以入睡困难、寐而不酣、时寐时醒、醒后不能再寐或彻夜不眠为主要临床表现，并常伴有头晕、头痛、心悸、健忘等病症。

病因分类 分为心脾两虚、心胆气虚、阴虚火旺、肝郁化火和痰热内扰。

治疗原理 推拿对失眠的改善原则是以健脾安神为主。如属虚证者，治宜滋阴养血；实证者，治宜清热化痰。

头部取穴 印堂穴、睛明穴、攒竹穴、鱼腰穴、瞳子髎穴、丝竹空穴、角孙穴、神庭穴、上星穴、百会穴、安眠穴、天柱穴、风池穴。

耳部取穴 耳尖穴、神门穴、肾穴、肝穴、胃穴、心穴、皮质下穴、枕穴。

头部穴位按摩

❶ 按摩者左手扶患者的头部，右手大拇指指腹按揉患者印堂穴，按揉8下，向患者左侧太阳穴处推抹3下，左右换势，右手扶患者的头部，左手大拇指指腹按揉患者印堂穴，按揉8下、推抹3下为1个回合。共操作3个回合（下页图188）。

❷ 按摩者以左手扶患者头部，右手拇指按揉患者右侧睛明穴8次，左右换势，以右手扶患者头部，左手拇指按揉患者左侧睛明穴8次为1个回合，操作3个回合（下页图189）。

❸ 按摩者先以左手扶患者头部，右手拇指旋揉点按患者左侧攒竹穴，旋揉8次点按3下后左右换势，再以右手扶患者头部，左手拇指旋揉点按患者右侧攒竹穴，旋揉8次点按3下为1个回合，共操作3个回合（下页图190）。

❹ 按摩者先以左手扶患者头部，右手拇指旋揉点按患者左侧鱼腰穴，旋揉8次点按3下后左右换势，再以右手扶患者头部，左手拇指旋揉点按患者右侧鱼腰穴，旋揉8次点按3下为1个回合，共操作3个回合。

❺ 按摩者先以左手扶患者头部，右手拇指旋揉点按患者左侧瞳子髎穴，旋揉8次点按3下后左右换势，再以右手扶患者头部，左手拇指旋揉点按患者右侧瞳子髎穴，旋揉8次、点按3下为1个回合，共操作3个回合（图191）。

❻ 按摩者先以左手扶患者头部，右手拇指旋揉点按患者左侧丝竹空穴，旋揉8次点按3下，左右换势，再以右手扶患者头部，左手拇指旋揉点按患者右侧丝竹空穴，旋揉8次、点按3下为1个回合，共操作3个回合（图192）。

❼ 按摩者先以左手扶患者头部，右手拇指旋揉点按患者左侧角孙穴，旋揉8次点按3下后左右换势，再以右手扶患者头部，左手拇指旋揉点按患者右侧角孙穴，旋揉8次、点按3下为1个回合，共操作3个回合（图193）。

❽ 按摩者先以左手（或右手）扶患者头部，右手（或左手）大拇指指腹按压神庭穴，并以顺时针移行推揉，推揉8圈后点按

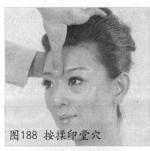
图188 按揉印堂穴

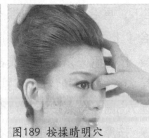
图189 按揉睛明穴

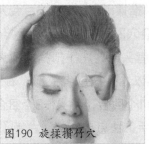
图190 旋揉攒竹穴

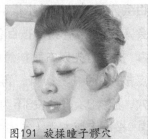
图191 旋揉瞳子髎穴

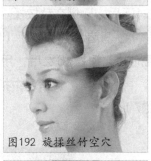
图192 旋揉丝竹空穴

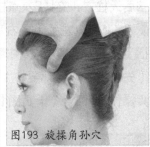
图193 旋揉角孙穴

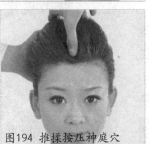
图194 推揉按压神庭穴

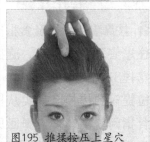
图195 推揉按压上星穴

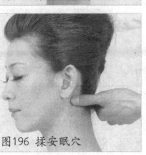
图196 揉安眠穴

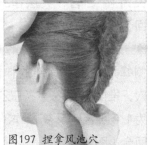
图197 捏拿风池穴

141

3下，再沿逆时针方向推揉按压神庭穴8圈，再点按3下为1个回合。共操作3个回合（上页图194）。

❾ 按摩者先以左手（或右手）扶患者头部，右手（或左手）大拇指指腹按压上星穴，并以顺时针移行推揉，推揉8圈后点按3下，再沿逆时针方向推揉按压上星穴8圈，再点按3下为1个回合。共操作3个回合（上页图195）。

❿ 按摩者先以左手（或右手）扶患者的头部，右手（或左手）大拇指指腹围绕百会穴顺时针移行推揉，推揉8圈后，点按百会穴3下，再沿逆时针方向围绕百会穴推揉8圈，再点按百会穴3下为1个回合。共操作3个回合。

⓫ 按摩者先以右手扶患者头部，左手拇指旋揉点按患者左侧安眠穴，旋揉8次点按3下后左右换势，再以左手扶患者头部，右手拇指旋揉点按患者右侧安眠穴，旋揉8次、点按3下为1个回合，共操作3个回合（上页图196）。

⓬ 按摩者以左手（或右手）扶患者头部，右手（或左手）大拇指旋揉点按患者脑后天柱穴，旋揉8次点按1下后，双侧交替按揉。

⓭ 按摩者以左手（或右手）扶患者头部，右手（或左手）大拇指与食指（或中指）捏拿患者脑后双侧风池穴，捏揉16次后，用拇指或中指点按风池穴侧3下（先左后右双侧都要按），再用拇指、食指或中指旋揉风池穴16次为1个回合。共操作3个回合（上页图197）。

▎耳部穴位按摩

❶ 按摩者用拇指及食指捏住患者耳尖处耳轮，旋揉捻捏8次、向上拉提1次。拉提时要提拽至耳尖从拇食指间脱离、耳尖弹回原位为1个回合，共操作3个回合（图198）。

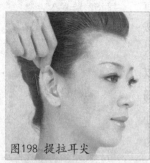
图198 提拉耳尖

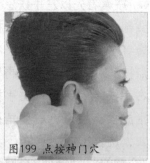
图199 点按神门穴

❷ 按摩者用食指中峰或侧峰点住患者耳部的神门穴，推揉8次后，点按压2次为1个回合，反复操作3个回合（图199）。

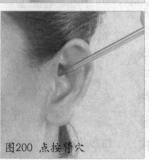
图200 点按肾穴

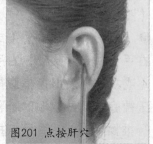
图201 点按肝穴

❸ 按摩者用按摩棒点住患者耳部的肾穴，点按8次后，双耳交替为1个回合。反复操作3个回合（上页图200）。

❹ 按摩者用按摩棒置于患者的耳甲12区肝穴，点按8次肝穴，双耳交替为1个回合。操作3个回合（上页图201）。

❺ 按摩者用按摩棒点按患者耳部的胃穴，点按8次肝穴，双耳交替为1个回合。反复操作3个回合（图202）。

❻ 按摩者用发夹点按患者

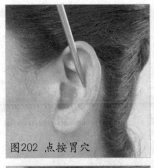
图202 点按胃穴

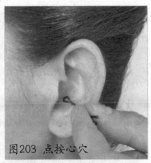
图203 点按心穴

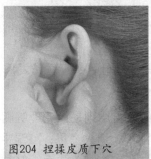
图204 捏揉皮质下穴

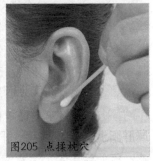
图205 点揉枕穴

耳部的心穴，点按8次，双耳交替为1个回合。反复操作3个回合（图203）。

❼ 按摩者用拇指置于耳背下部，用食指或中指指峰置于对耳屏，力点达对耳屏4区的皮质下穴，揉捏8次、点按或掐点2次皮质下穴为1个回合。操作3个回合（图204）。

❽ 按摩者用棉签点按患者的对耳屏3区枕穴，点按8次，双耳交替为1个回合。操作3个回合（图205）。

▌其他疗法

❶ 耳针法：选皮质下、心、肾、肝、脑、垂前、神门、耳背、失眠等耳穴。毫针刺或揿针埋藏，也可以用王不留行籽压贴。

❷ 皮肤针法：自项至腰部督脉和足太阳经背部第1侧线，用梅花针自上而下叩刺，叩至皮肤潮红为度，每日1次。

❸ 电针法：选四神聪穴、太阳穴，接通电针仪，用较低频率，每次刺激30分钟。

❹ 拔罐法：自项至腰部足太阳经背部侧线，用火罐自上而下行走罐，以背部潮红为度。

健康小提示

1.合理安排起居，加强锻炼身体。

2.临睡前不宜过于兴奋，不宜喝浓茶和咖啡，不宜吸烟，少谈话，少思考，以免影响入睡。

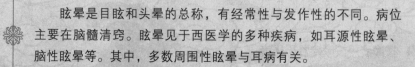

眩晕

眩晕是目眩和头晕的总称，有经常性与发作性的不同。病位主要在脑髓清窍。眩晕见于西医学的多种疾病，如耳源性眩晕、脑性眩晕等。其中，多数周围性眩晕与耳病有关。

临床症状 头晕目眩，恶心呕吐，甚至昏眩发黑。

病因分类 分为实证和虚证。

治疗原理 推拿对眩晕的改善原则是以调理脏腑功能为主，兼以清理头目。如属肝阳上亢者，治宜平肝潜阳，清火息风；痰湿中阻者，治宜健脾和胃，燥湿祛痰；气血亏虚者，治宜健运脾胃，补养气血；肾精不足者，治宜滋阴补肾。

头部取穴 曲鬓穴、率谷穴、印堂穴、太阳穴、睛明穴、攒竹穴、神庭穴、眉冲穴、头维穴、百会穴、强间穴、风府穴、风池穴。

耳部取穴 神门穴、交感穴、肾穴、肝穴、枕穴、皮质下穴、内耳穴。

┃ 头部穴位按摩

❶ 按摩者以左手（或右手）扶患者后脑，右手食指（或左手无名指）按压患者右侧额旁2线、中指按压患者额中线、无名指（或左手食指）按压患者左侧额旁2线、其余手指自然放置，沿线区自前向后反复推揉16个回合。

❷ 按摩者以左手（或右手）扶患者头侧及脑后，右手（或左手）拇指或中指推按患者顶中线，自前向后反复操作16个回合（下页图206）。

❸ 按摩者以左手扶患者头部，右手拇指自患者曲鬓穴开始，向率谷穴推揉患者左侧颞后线，反复推揉8次，左右换势，右手扶患者头部，左手拇指自患者曲鬓穴开始，向率谷穴推揉患者右侧颞后线，反复推揉8次为1个回合。共操作3个回合（下页图207）。

❹ 按摩者以左手扶患者头部，右手大拇指指腹按揉患者印堂穴，按揉8下，向患者左侧太阳穴处推抹3下，左右换势，右手扶头，左手大拇指指腹按揉患者印堂穴，按揉8下，向患者右侧太阳穴处推抹3下为1个回合。共操作3个回合（下页图208）。

❺ 按摩者以左手扶患者头部，右手拇指按揉患者左侧睛明穴8次，左右换势，以右手扶患者头部，左手拇指按揉患者右侧睛明穴8次为1个回合，操作3个回合。

❻ 按摩者先以左手扶患者头部，右手拇指旋揉点按患者左侧攒竹穴，旋揉8次，点按3下，左右换势，再以右手扶患者头部，左手拇指旋揉点按患者右侧攒竹穴，旋揉8次点按3下为1个回合，共操作3个回合（图209）。

❼ 按摩者以左手（或右手）扶患者头部，右手（或左手）大拇指指腹按压神庭穴并沿顺时针移行推揉，推揉8圈后点按3下，再沿逆时针方向推揉按压神庭穴8圈，再点按3下为1个回合。共操作3个回合（图210）。

❽ 按摩者先以左手扶患者头部，右手拇指旋揉点按患者左侧眉冲穴，旋揉8次点按3下，左右换势，再以右手扶患者头部，左手拇指旋揉点按患者右侧眉冲穴，旋揉8次点按3下为1个

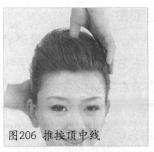

图206 推按顶中线

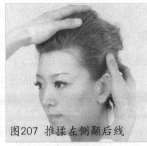

图207 推揉左侧颞后线

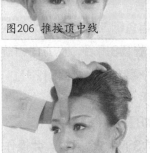

图208 按揉印堂穴

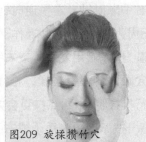

图209 旋揉攒竹穴

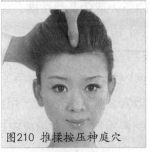

图210 推揉按压神庭穴

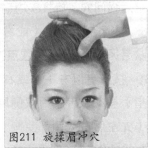

图211 旋揉眉冲穴

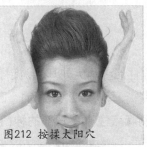

图212 按揉太阳穴

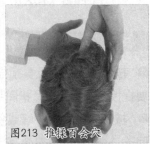

图213 推揉百会穴

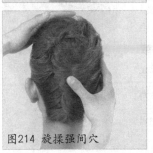

图214 旋揉强间穴

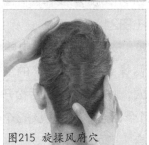

图215 旋揉风府穴

145

回合，共操作3个回合（上页图211）。

❾ 按摩者以右手扶患者头部，左手拇指旋揉患者左侧头维穴8次，点按3下，左右换势，再以左手扶患者头部，右手拇指旋揉患者右侧头维穴8次，点按3下为1个回合，操作3个回合。

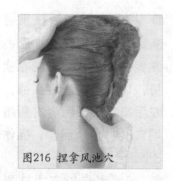

图216 捏拿风池穴

❿ 患者本人用双手大拇指鱼际部按揉双侧太阳穴，右手顺时针、左手逆时针旋揉8周后，反方向再旋揉8周为1个回合。共操作3个回合（上页图212）。

⓫ 按摩者用左手（或右手）扶患者头部，右手（或左手）大拇指指腹围绕百会穴顺时针移行推揉，推揉8圈后点按百会穴3下，再沿逆时针方向围绕百会穴移行推揉8圈，再点按百会穴3下为1个回合。共操作3个回合（上页图213）。

⓬ 按摩者以左手（或右手）扶患者头部，右手（或左手）大拇指旋揉点按患者脑后强间穴，旋揉8次点按1下，双侧交替按揉，共操作3个回合（上页图214）。

⓭ 按摩者以左手（或右手）扶患者头部，右手（或左手）大拇指旋揉点按患者脑后风府穴，旋揉8次点按1下，双侧交替按揉，共操作3个回合（上页图215）。

⓮ 按摩者以左手（或右手）扶患者头部，右手（或左手）大拇指与食指（或中指）捏拿患者脑后双侧风池穴，捏揉16次后，用拇指或中指点按风池穴双侧3下（先左后右双侧都要按），再用拇指与食指或中指旋揉风池穴16次为1个回合。共操作3个回合（图216）。

耳部穴位按摩

❶ 按摩者用拇指及食指捏住患者耳尖处耳轮，旋揉捻捏8次、向上拉提1次。拉提时要提拽至耳尖从拇食指间脱离、耳尖弹回原位为1个回合，共操作3个回合（图217）。

❷ 按摩者用食指中峰或侧峰点住患者耳部的神门穴，推揉8次后压按2次为1个回合，反复操作3个回合（图218）。

❸ 按摩者用食指中峰或侧峰点住患者耳部的交感穴，推压揉按8次后松开为1个回合，反复操作3个回合（下页图219）。

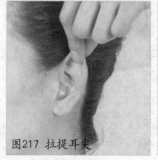

图217 拉提耳尖

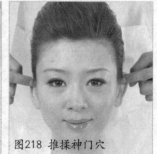

图218 推揉神门穴

❹ 按摩者用食指中峰或侧峰点住患者耳部的肾穴，拇指在耳背部与食指对捏，捏揉8次后点按3次为1个回合，反复操作3个回合（图220）。

❺ 按摩者用按摩棒点按患者耳部的肝穴，每侧点按8次后双耳交替，交替1次为1个回合。共操作3个回合（图221）。

❻ 按摩者用棉签旋压患者耳部的枕穴，每侧旋压8次，双耳交换为1个回合。共操作3个回合（图222）。

❼ 按摩者用拇指置于患者耳背下部，用食指或中指指峰置于患者对耳屏，力点达对耳屏4区的皮质下穴，揉捏8次且点按或掐点2次皮质下穴为1个回合。共操作3个回合（图223）。

❽ 按摩者用按摩棒点按患者的内耳穴，点按7次后，双耳交替为1个回合。共操作3个回合（图224）。

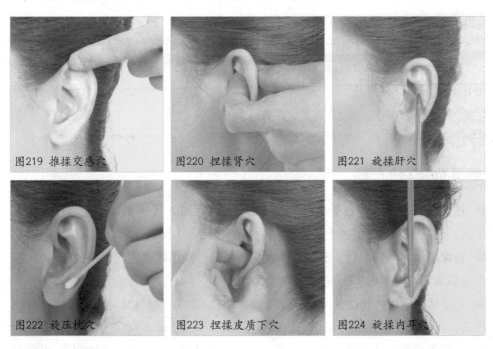

图219 推揉交感穴　　　图220 捏揉肾穴　　　图221 旋揉肝穴

图222 旋压枕穴　　　图223 捏揉皮质下穴　　　图224 旋揉内耳穴

⊦ 其他疗法

❶ 头针法：选顶中线，沿头皮刺入，快速捻转，每日1次，每次留针30分钟。

❷ 耳针法：选肾上腺、皮质下、额等耳穴。肝阳上亢者加肝穴、胆穴；痰湿中阻者加脾穴；气血两虚者加脾穴、胃穴；肾精亏虚者加肾穴、脑穴。毫针刺或用王不留行籽压贴。

晕厥

晕厥是指骤起而短暂的意识和行动的丧失。一般时间较短，醒后无后遗症，但也有一蹶不复而死亡者。西医学的休克、虚脱、昏厥、暑厥、低血糖昏迷等均可参照本节辨证治疗。

临床症状 实证表现为突然昏倒、不省人事、牙关紧闭、四肢厥冷；虚证表现为身体虚弱、眩晕昏仆、四肢震颤、面色苍白、目陷口张等。

病因分类 分为实证和虚证。

治疗原理 推拿以理气开窍为主。如属气厥实证者宜理气开郁；气厥虚证者宜补气还阳；血厥实证者理气活血；痰厥实证者宜行气豁痰；食厥症者宜和中消导；暑厥症者宜清暑益气。

头部取穴 人中穴、印堂穴、太阳穴、风府穴。

耳部取穴 神门穴、脑干穴、缘中穴、皮质下穴、心穴、枕穴、肾上腺穴。

▍头部穴位按摩

❶ 按摩者以左手（或右手）扶患者头部，右手（或左手）拇指旋揉点按患者人中穴，旋揉8次点按3下为1个回合，共操作3个回合（图225）。

❷ 按摩者以左手扶患者头部，右手大拇指指腹按揉患者印堂穴，按揉8下，向患者左侧太阳穴处推抹3下，左右换势为1个回合。共操作3个回合（图226）。

❸ 按摩者用双手大拇指鱼际部按揉双侧太阳穴，右手顺时针、左手逆时针旋揉8周后，反方向再旋揉8周为1个回合。共操作3个回合。

❹ 按摩者用左手（或右手）扶患者头部，右手（或左手）拇指以前发际出为起

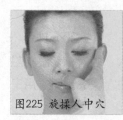
图225 旋揉人中穴

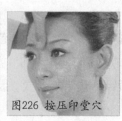
图226 按压印堂穴

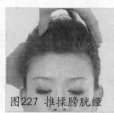
图227 推揉膀胱经

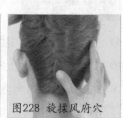
图228 旋揉风府穴

点，沿患者右侧（或左侧）膀胱经向后推揉移行，直至枕骨下方，反复推揉8次，左右换势为1个回合。共操作3个回合（上页图227）。

❺ 按摩者以左手（或右手）扶患者头部，右手（或左手）大拇指旋揉点按患者脑后风府穴，旋揉8次点按1下为1个回合，双侧交替按揉，操作3个回合（上页图228）。

耳部穴位按摩

❶ 按摩者用食指中峰或侧峰点住患者耳部的神门穴，推揉8次后压按2次为1个回合，反复操作3个回合（图229）。

❷ 按摩者用拇指置于患者耳背下部，用食指或中指指峰置于患者对耳屏，力点达对耳屏3、4区之间的脑干穴，揉捏8次、点按或掐点2次脑干穴为1个回合。反复操作3个回合。

❸ 按摩者用棉签棒点按患者对耳屏2、3、4区之间的缘中穴，按压8次缘中穴后，双耳交替为1个回合。反复操作3个回合（图230）。

❹ 按摩者将拇指置于患者耳背下部，用食指或中指指峰置于患者对耳屏，力点达对耳屏4区的皮质下穴，揉捏8次、点按或掐点2次为1个回合。反复操作3个回合。

❺ 按摩者用拇指指峰或其他按摩器具点按患者耳部的心穴，推揉8次后双耳交替为1个回合。反复操作3个回合（图231）。

❻ 按摩者用棉签等按摩工具点压患者耳部的枕穴8次，双耳交替为1个回合。反复操作3个回合（图232）。

❼ 按摩者用拇指、食指捏住患者耳屏尖偏下肾上腺穴，捻挤揉捏8次重捏2次为1个回合。反复操作3个回合。

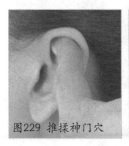 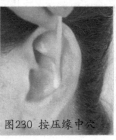 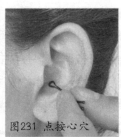 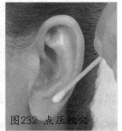

图229 推揉神门穴　　图230 按压缘中穴　　图231 点按心穴　　图232 点压枕穴

其他疗法

❶ 耳针：选缘中、心、枕、脑等耳穴，毫针刺，间歇运针，留针1～2小时。

❷ 头针法：选人中穴，可试行针刺。

脑卒中

脑卒中是以突然昏倒、不省人事、半身不遂或以口眼㖞斜、语言不利为主症的疾病，可分为缺血性脑卒中和出血性脑卒中。西医学的脑血栓、脑栓塞、脑出血等脑血管疾病也属本病范畴。

临床症状 一侧肢体活动障碍、一侧视力障碍（只能看到一侧的物体），一侧感觉障碍（即一侧肢体没有感觉）、言语障碍、吞咽障碍、认知障碍、日常活动能力障碍以及大小便障碍等。

病因分类 分为心肾阳虚、肝阳上亢和气虚血瘀。

治疗原理 推拿以滋阴健脾、活血化瘀为原则。

头部取穴 颊车穴、悬厘穴、百会穴、印堂穴、曲鬓穴、睛明穴、太阳穴、角孙穴、风府穴、四神聪穴、风池穴。

耳部取穴 肾穴、肝穴、脾穴、脑干穴、缘中穴、内分泌穴、皮质下穴、三焦穴。

头部穴位按摩

❶ 按摩者以左手扶患者头部，右手由前向后沿患者头左侧胆经扫散，扫散16次后左右换势，改为右手扶患者头部，左手由前向后沿患者头右侧胆经扫散。左右各扫散16次为1个回合，共操作3个回合（下页图233）。

❷ 按摩者用左手扶患者头部，右手拇指由悬厘穴开始沿患者左侧顶颞前斜线自前下向后上推揉按压至前神聪穴，反复操作8次后左右换势，改为右手扶患者头部，左手拇指由悬厘穴开始沿患者右侧顶颞前斜线自前下向后上推揉按压至前神聪穴。左右各反复操作8次为1个回合。共操作3个回合（下页图234）。

❸ 按摩者以左手扶患者头部，右手拇指由曲鬓穴开始沿患者左侧顶颞后斜线自前下向后上推揉按压至百会穴，反复操作8次，左右换势，右手扶患者头部，左手拇指由曲鬓穴开始沿患者右侧顶颞后斜线自前下向后上推揉按压至百会穴，反复操作8次为1个回合。共操作3个回合（下页图235）。

❹ 按摩者以左手扶患者头部，右手食指按患者顶中线、中指按左侧顶旁1线、无

名指按左侧顶旁2线，自前向后推揉按压3线，反复操作8次，左右换势，右手扶患者头部，左手食指按患者顶中线、中指按右侧顶旁1线、无名指按右侧顶旁2线，自前向后推揉按压3线，反复操作8次为1个回合。反复操作3个回合（图236）。

❺ 按摩者以左手（或右手）扶患者头部，右手（或左手）拇指或中指推按患者枕上正中线，自上向下反复操作16个回合（图237）。

❻ 按摩者以左手（或右手）扶患者头部，右手（或左手）食指和中指分别对应按压在患者的脑后双侧枕下旁线，由上向下推揉枕下旁线，反复操作16个回合（图238）。

❼ 按摩者以左手扶患者头部，右手拇指按揉患者右侧颊车穴8次，左右换势，以右手扶患者头部，左手拇指按揉患者左侧颊车穴8次为1个回合。共操作3个回合。

❽ 按摩者用双手大拇指鱼际部按揉双侧太阳穴，右

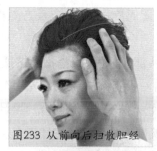

图233 从前向后扫散胆经

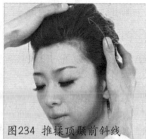

图234 推揉顶颞前斜线

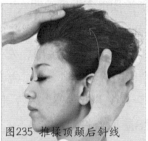

图235 推揉顶颞后斜线

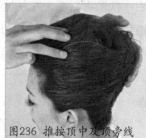

图236 推按顶中及顶旁线

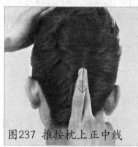

图237 推按枕上正中线

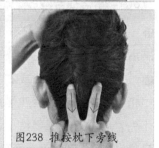

图238 推按枕下旁线

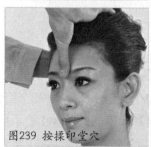

图239 按揉印堂穴

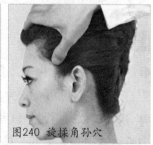

图240 旋揉角孙穴

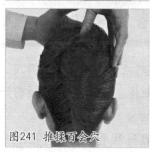

图241 推揉百会穴

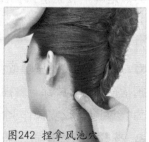

图242 捏拿风池穴

手顺时针、左手逆时针，同时旋揉8周后，反方向再旋揉8周为1个回合。共操作3个回合。

⑨ 按摩者以左手扶患者头部，右手大拇指指腹按揉患者印堂穴，按揉8下，向患者左侧太阳穴处推抹3下，左右换势，右手扶头，左手大拇指指腹按揉患者印堂穴，按揉8下，向患者右侧太阳穴处推抹3下为1个回合。共操作3个回合（上页图239）。

⑩ 按摩者以左手扶患者头部，右手拇指按揉患者左侧睛明穴8次，左右换势，以右手扶患者头部，左手拇指按揉患者右侧睛明穴8次为1个回合，操作3个回合。

⑪ 按摩者先以左手扶患者头部，右手拇指旋揉点按患者左侧角孙穴，旋揉8次点按3下，左右换势，再以右手扶患者头部，左手拇指旋揉点按患者右侧角孙穴，旋揉8次点按3下为1个回合，共操作3个回合（上页图240）。

⑫ 按摩者以左手（或右手）扶患者头部，右手（或左手）大拇指指腹围绕百会穴顺时针移行推揉，推揉8圈后点按百会穴3下，再沿逆时针方向围绕百会穴推揉8圈，再点按百会穴3下为1个回合。共操作3个回合（上页图241）。

⑬ 按摩者以左手（或右手）扶患者头部，右手（或左手）大拇指旋揉点按患者脑后风府穴，旋揉8次点按1下为1个回合，双侧交替按揉，操作3个回合。

⑭ 按摩者以左手（或右手）扶患者头部，右手（或左手）大拇指与食指（或中指）捏拿患者脑后双侧风池穴，捏揉16次后，用拇指或中指点按风池穴侧3下（先左后右双侧都要按），再用拇指和食指或中指旋揉风池穴16次为1个回合。反复操作3个回合（上页图242）。

耳部穴位按摩

❶ 按摩者用食指中峰或侧峰点住患者耳部的肾穴，拇指在患者耳背部与食指对捏，捏揉8次，点拿3次为1个回合，反复操作3个回合。

❷ 按摩者以拇指置于患者耳背下部，用食指或中指指峰置于患者耳甲艇后下方，力点达耳甲12区肝穴，揉捏8次、点按或掐点2次为1个回合。反复操作3个回合。也可以用按摩棒点按肝穴（图243）。

❸ 按摩者用食指中峰或侧峰点住患者耳部的脾穴，拇指在患者耳背部与食指对捏，捏压揉按8次后松开为1个回合，反复操作3个回合（下页图244）。

❹ 按摩者将拇指置于患者耳背下部，用食指或中

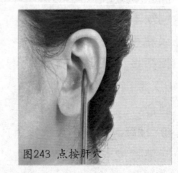

图243 点按肝穴

指指峰置于对耳屏，力点达对耳屏3、4区之间的脑干穴，揉捏8次、点按或掐点2次为1个回合。反复操作3个回合（图245）。

❺ 按摩者用棉签棒点揉患者耳屏2、3、4区之间的缘中穴，点揉8次，双耳交替为1个回合。反复操作3个回合（图246）。

❻ 按摩者以拇指置于患者耳背下部，用食指或中指指峰置于患者对耳屏，力点达对耳屏4区的皮质下穴，揉捏8次、点按或掐点2次为1个回合。反复操作3个回合（图247）。

❼ 按摩者用按摩棒点按患者的耳甲17区三焦穴，点按7次后换另一只耳朵进行，双耳交替为1个回合。反复操作3个回合（图248）。

❽ 患者以拇指置于自己的耳背下部，用食指或中指指峰置于屏间切迹内、耳甲腔前下方，力点达耳甲18区内分泌穴，揉捏7次、点按或掐点2次为1个回合。反复操作3个回合（图249）。

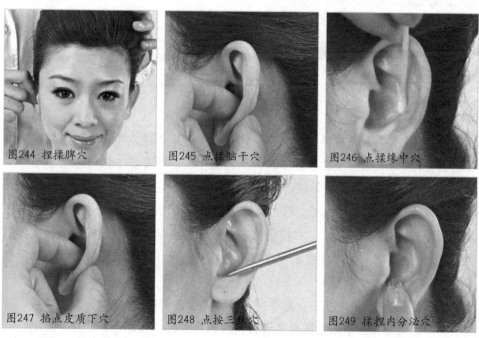

图244 捏揉脾穴　　图245 点揉脑干穴　　图246 点揉缘中穴

图247 掐点皮质下穴　　图248 点按三焦穴　　图249 揉捏内分泌穴

▎其他疗法

❶ 头针法：选顶颞前斜线、顶旁1线及顶旁2线，毫针平刺入头皮下，快速捻转2~3分钟，每次留针30分钟，留针期间反复捻转2~3次。行针后鼓励患者活动肢体。

❷ 电针法：在患者上、下肢体各选两个穴位，针刺得气后留针，接通电针仪，以患者肌肉微颤为度，每次通电20分钟。

鼻渊

鼻渊是鼻科常见病、多发病之一，重者称为"脑漏"，现代医学认为本病是鼻窦黏膜的化脓性炎症，多发生于感冒、急性鼻炎之后。此外，过敏性体质及全身性疾病如贫血、流感等亦可导致本病的发生。

临床症状 以鼻流浊涕、色黄腥秽、量多不止为主要特点，伴有头痛、鼻塞。

病因分类 分为实证和虚证。

治疗原理 推拿以清热宣肺、通利鼻窍为原则。

头部取穴 印堂穴、睛明穴、迎香穴、口禾髎穴、太阳穴、通天穴。

耳部取穴 耳尖穴、内鼻穴、肾上腺穴、内分泌穴、脾穴、肾穴。

头部穴位按摩

❶ 按摩者以左手（或右手）扶患者后脑，右手食指（或左手无名指）按压患者右侧额旁1线、中指按压患者额中线、无名指（或左手食指）按压患者左侧额旁1线、其余手指自然放置，沿线区自前向后反复推揉16个回合。

❷ 按摩者以左手扶患者头部，右手大拇指指腹按揉患者印堂穴，按揉8下，向患者左侧太阳穴处推抹3下，左右换势，右手扶患者头部，左手大拇指指腹按揉患者印堂穴，按揉8下，向患者右侧太阳穴处推抹3下为1个回合。共操作3个回合（图250）。

❸ 按摩者以左手扶患者头部，右手拇指按揉患者左侧睛明穴8次，左右换势，以右手扶患者头部，左手拇指按揉患者右侧睛明穴8次为1个回合，操作3个回合。

❹ 按摩者以左手（或右手）扶患者头部，右手（或左手）拇指旋揉点按患者左

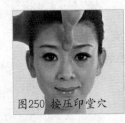
图250 按压印堂穴

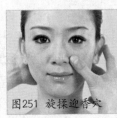
图251 旋揉迎香穴

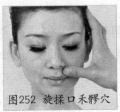
图252 旋揉口禾髎穴

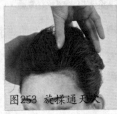
图253 旋揉通天穴

侧（或右侧）迎香穴，旋揉8次点按1~3下为1个回合，反复操作3个回合后左右换势（上页图251）。

⑤ 按摩者以左手（或右手）扶患者头部，右手（或左手）拇指旋揉点按患者左侧（或右侧）口禾髎穴，旋揉8次点按1~3下为1个回合，反复操作3个回合，左右换势（上页图252）。

⑥ 按摩者先以左手扶患者头部，右手拇指旋揉点按患者左侧通天穴，旋揉8次点按3下，左右换势，再以右手扶患者头部，左手拇指旋揉点按患者右侧通天穴，旋揉8次点按3下为1个回合，共操作3个回合（上页图253）。

耳部穴位按摩

① 按摩者用拇指及食指捏住患者耳尖处耳轮，旋揉捻揉8次、向上拉提1次。拉提时要提拽至耳尖从拇、食指间脱离、耳尖弹回原位为1个回合，共操作3个回合（图254）。

② 按摩者用食指中峰或侧峰点住患者耳部的肾穴，拇指在患者耳背部与食指对捏，捏压揉按8次后松开为1个回合，反复操作3个回合。

③ 按摩者用食指中峰或侧峰点住患者耳部的脾穴，拇指在耳背部与食指对捏，捏压揉按8次后松开为1个回合，反复操作3个回合（图255）。

④ 按摩者用棉签抵住患者耳屏内侧面内鼻穴，捻揉8次、挤捏2次为1个回合，反复操作3个回合（图256）。

⑤ 按摩者用拇指、食指捏住患者耳下屏尖肾上腺穴，捻揉8次、挤捏2次为1个回合，反复操作3个回合。

⑥ 患者将拇指置于自己的耳背下部，用食指或中指指峰置于屏间切迹内、耳甲腔前下方，力点达耳甲18区内分泌穴，揉捏7次、点按或掐点2次为1个回合。反复操作3个回合（图257）。

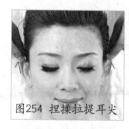 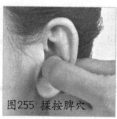 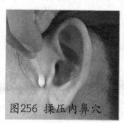 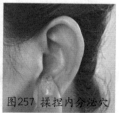

图254 捏揉拉提耳尖　　图255 揉按脾穴　　图256 揉压内鼻穴　　图257 揉捏内分泌穴

其他疗法

耳针法：选内耳穴、下耳尖穴、额穴、肺穴。毫针刺，间歇捻转或埋针1周。

哮喘

哮喘的发病机制尚不完全清楚。临床所见哮必兼喘，喘未必兼哮。其多见于西医学的支气管哮喘、慢性喘息性支气管炎、肺炎、肺气肿、心源性哮喘等。

临床症状 有咳嗽、气喘、呼吸困难、胸闷、咳痰等表现。

病因分类 分为实证和虚证。

治疗原理 推拿以宽胸、理气、止喘为主。

头部取穴 迎香穴、神庭穴、上星穴、百会穴、百劳穴、风池穴、强间穴。

耳部取穴 神门穴、交感穴、肾穴、肺穴、支气管穴、枕穴、肾上腺穴、内分泌穴。

▌头部穴位按摩

❶ 按摩者以左手扶患者后脑，右手食指按压患者额中线、中指按压患者左侧额旁1线、无名指按压患者左侧额旁2线，沿线区自前向后反复推揉10个回合后，左右换势，即以右手扶患者后脑，左手食指按压患者额中线、中指按压患者右侧额旁1线、无名指按压患者右侧额旁2线，沿线区自前向后反复推揉10个回合（下页图258）。

❷ 按摩者以左手（或右手）扶患者头侧及脑后，右手（或左手）拇指或中指推按患者顶中线，自前向后反复操作10个回合（下页图259）。

❸ 按摩者以左手扶患者头部，右手由前向后沿患者头左侧胆经扫散，扫散8次后左右换势，右手扶患者头部，左手由前向后沿患者头右侧胆经扫散8次为1个回合。共操作3个回合（下页图260）。

❹ 按摩者以左手扶患者头部，右手五指分开拿捏患者头顶，由前发际处开始自前向后移行至强间穴，反复操作16次（下页图261）。

❺ 按摩者以左手扶患者头部，右手五指分开拿捏患者头部脑后，由头顶百会穴开始自前向后移行至枕部，反复操作16次（下页图262）。

❻ 按摩者左手（或右手）扶患者头部，右手（或左手）拇指旋揉点按患者左侧（或

右侧）迎香穴，旋揉8次点按1～3下为1个回合，操作3个回合后左右换势。

❼ 按摩者以左手（或右手）扶患者头部，用右手（或左手）大拇指指腹或者按摩工具按压患者神庭穴并进行顺时针移行推揉，推揉8圈后再点按3下，接着沿逆时针方向推揉按压神庭穴8圈、点按3下为1个回合。反复操作3个回合（图263）。

❽ 按摩者以左手（或右手）扶患者头部，右手（或左手）大拇指指腹按压患者上星穴并沿顺时针移行推揉，推揉8圈后点按3下，再沿逆时针方向推揉按压上星穴8圈，再点按3下为1个回合。共操作3个回合（图264）。

❾ 按摩者以左手（或右手）扶患者头部，右手（或左手）大拇指指腹围绕患者百会穴顺时针移行推揉，推揉8圈后点按百会穴3下，然后再沿逆时针方向围绕百会穴推揉8圈，然后再点按百会穴3下为1个回合。反复操作3个回合（图265）。

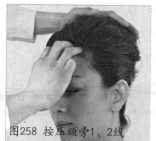

图258 按压额旁1、2线

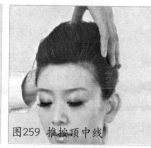

图259 推按顶中线

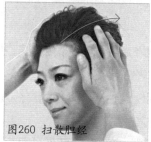

图260 扫散胆经

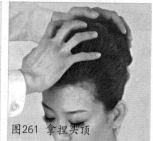

图261 拿捏头顶

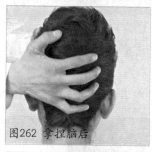

图262 拿捏脑后

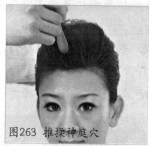

图263 推揉神庭穴

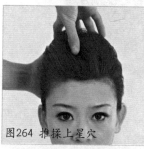

图264 推揉上星穴

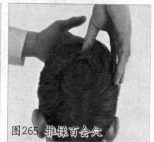

图265 推揉百会穴

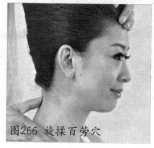

图266 旋揉百劳穴

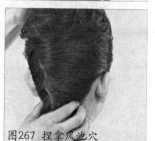

图267 捏拿风池穴

157

⑩ 按摩者以左手（或右手）扶患者头部，右手（或左手）拇指旋揉点按患者脑后百劳穴，旋揉8次，点按3下后双侧交替按揉，反复操作3个回合（上页图266）。

⑪ 按摩者以左手（或右手）扶患者头部，右手（或左手）大拇指与食指（或中指）捏拿患者脑后双侧风池穴，捏揉16次后，用拇指或中指点按风池穴3下（先左后右双侧都要按），再用拇指、食指或中指旋揉风池穴16次为1个回合。共操作3个回合（上页图267）。

┃耳部穴位按摩

❶ 按摩者用食指中峰或侧峰点住患者耳部的神门穴，推压揉按8次后松开为1个回合，反复操作3个回合（图268）。

❷ 按摩者用食指中峰或侧峰点住患者耳部的交感穴，推压揉按8次后松开为1个回合，反复操作3个回合（图269）。

❸ 按摩者用食指中峰或侧峰点住患者耳部的肾穴，拇指在患者耳背部与食指对捏，捏压揉按8次后松开为1个回合，反复操作3个回合（图270）。

❹ 按摩者以拇指指峰点按患者耳部的肺穴，推揉8次后按压3次为1个回合，反复操作3个回合（图271）。

❺ 按摩者用拇指指峰点按患者耳部的支气管穴，推揉8次后按压3次为1个回合，

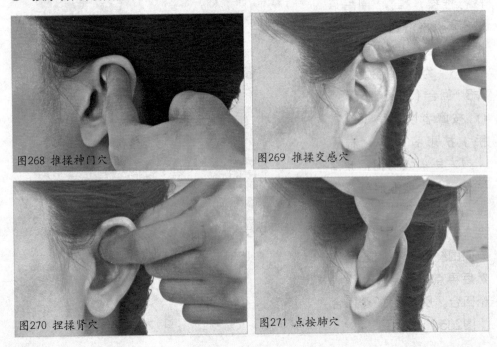

图268 推揉神门穴

图269 推揉交感穴

图270 捏揉肾穴

图271 点按肺穴

反复操作3个回合（图272）。

⑥ 按摩者用棉签棒迟钝头等工具对患者对耳屏3区枕穴进行点按，双耳交替为1个回合。反复操作3个回合（图273）。

⑦ 按摩者用按摩棒压住患者耳部的肾上腺穴，点按8次，双耳交替为1个回合，反复操作3个回合（图274）。

⑧ 按摩者用按摩棒置于患者的屏间切迹内、耳甲腔前下方，力点达患者耳甲18区内分泌穴旋揉7次，双耳交替为1个回合。反复操作3个回合（图275）。

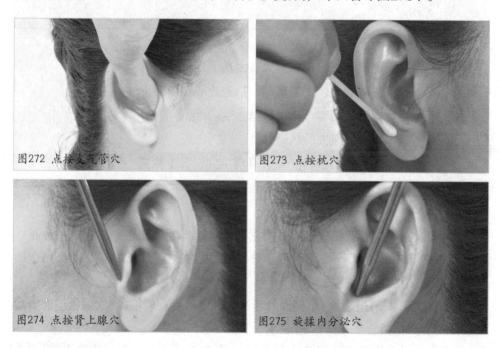

图272 点按支气管穴

图273 点按枕穴

图274 点按肾上腺穴

图275 旋揉内分泌穴

其他疗法

❶ 敷贴法：用白芥子、甘遂、细辛、延胡索各15克共研细末，使用时以生姜汁调制成药饼6个，上放少许丁香散，敷于百劳穴、肺俞穴、膏肓穴上，2个小时后擦掉药物。敷药时有热、麻、痛等感觉，局部皮肤发红，有时会起泡。本法在夏季初伏、中伏、末伏各进行1次，可连续敷贴3年。适用于儿童。

❷ 皮肤针法：取鱼际、前臂手太阴经循行部、两侧胸锁乳突肌部。每部以皮肤针轻叩，以皮肤微红为度。用于哮喘发作期，有缓解作用。

❸ 耳针法：选用平喘、下屏尖、肺、神门、皮质下等耳穴，每次取2~3穴，捻转法用中、强刺激，适用于哮喘发作期。

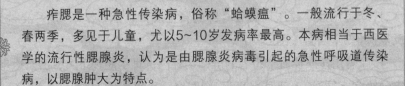

痄腮

痄腮是一种急性传染病，俗称"蛤蟆瘟"。一般流行于冬、春两季，多见于儿童，尤以5~10岁发病率最高。本病相当于西医学的流行性腮腺炎，认为是由腮腺炎病毒引起的急性呼吸道传染病，以腮腺肿大为特点。

临床症状 耳下腮部肿胀、疼痛或伴有发热。

病因分类 分为热毒袭表、火毒蕴结、热毒攻心和毒邪下注。

治疗原理 推拿以清热解毒、消肿散结为主。

头部取穴 颊车穴、翳风穴、风池穴。

耳部取穴 耳尖穴、轮4穴、轮5穴、耳屏尖穴、肾上腺穴。

头部穴位按摩

❶ 按摩者以左手扶患者脑后，右手拇指自患者前发际处正中向左侧水平分推，同时从额前正中向下移行推至眉弓，推8次后左右换势，左右各推1次为1个回合。共操作3个回合（图276）。

❷ 按摩者以双掌挤压按揉头部侧面耳后高骨，顺时针旋转按揉8次后再逆时针旋转按揉8次为1个回合。共操作3个回合（图277）。

❸ 患者本人以右手拇指按揉右侧颊车穴，按揉8次为1个回合。共操作3个回合（图278）。

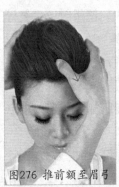
图276 推前额至眉弓

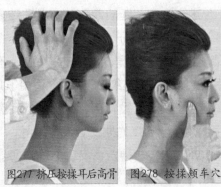
图277 挤压按揉耳后高骨

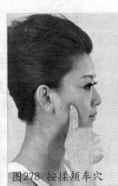
图278 按揉颊车穴

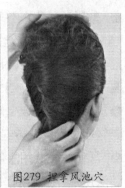
图279 捏拿风池穴

④ 按摩者先以右手扶患者头部，左手拇指旋揉点按患者左侧翳风穴，旋揉8次点按3下，左右换势为1个回合，共操作3个回合。

⑤ 按摩者以左手（或右手）扶患者头部，右手（或左手）大拇指与食指（或中指）捏拿患者脑后双侧风池穴，捏揉16次后，用拇指或中指点按风池穴双侧3下，再用拇指和食指或中指旋揉风池穴16次为1个回合。共操作3个回合（上页图279）。

耳部穴位按摩

① 按摩者用拇指及食指捏住患者耳尖处耳轮，旋揉捻捏8次、向上拉提1次。拉提时要提拽至耳尖从拇、食指间脱离、耳尖弹回原位为1个回合，共操作3个回合。

② 按摩者用拇指及食指捏住患者轮4处耳轮，旋揉捻捏8次、向外拉拽1次。拉提时要拽至耳轮从拇、食指间脱离、耳轮弹回原位为1个回合，共操作3个回合（图280）。

③ 患者用拇指及食指捏住轮5处耳轮，方法同②（图281）。

④ 患者用拇指及食指捏住耳垂下方，旋揉捻捏8次、向下拽1次。下拽时要拽至耳垂从拇指、食指间脱离、耳垂弹回原位为1个回合，共操作3个回合。

⑤ 按摩者用拇指及食指捏住患者耳屏尖，揉捏8次后重捏2次为1个回合。反复操作3个回合（图282）。

⑥ 按摩者用按摩棒点压患者耳部的肾上腺穴8次，双耳交替为1个回合。反复操作3个回合（图283）。

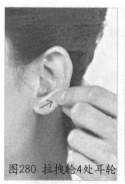 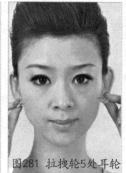 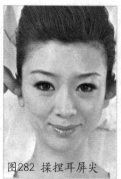 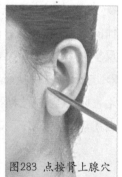

图280 拉拽轮4处耳轮　　图281 拉拽轮5处耳轮　　图282 揉捏耳屏尖　　图283 点按肾上腺穴

其他疗法

① 灯火灸法：选取患侧角孙穴，先将角孙穴处头发剪短，穴位常规消毒，取灯心草蘸香油点燃，迅速触点穴位，并立即提起，可听到"叭"的一声。

② 耳针法：选取肾上腺穴、耳尖穴，中等强度刺激，耳尖用三棱针点刺出血。

面痛

面痛是临床上常见的一种疾病，又称"面风痛""面颊痛"。多发于40岁以上的女性，以右侧面部为主。面部主要归手、足三阳经所主，尤其是内外因素使面部手、足阳明及手、足太阳经脉的气血阻滞，不通则痛，导致本病。

临床症状 面部疼痛突然发作，呈闪电样、刀割样、针刺样、火灼样剧烈疼痛。伴有面部潮红、流泪、流涎、流涕、面部肌肉抽搐。持续数秒到数分钟，发作次数不定，间歇期无症状。

病因分类 分为风寒症、风热症。

治疗原理 推拿以疏通经络、祛风止痛为主。

头部取穴 太阳穴、攒竹穴、目外眦穴、印堂穴、神庭穴。

耳部取穴 神门穴、交感穴、大肠穴、颌穴、面颊穴。

头部穴位按摩

❶ 按摩者以右手扶患者头部，左手拇指由上向下推揉患者左侧颞前线，反复操作8次，左右换势，左手扶患者头部，右手拇指由上向下推揉患者右侧颞前线，反复操作8次为1个回合。共操作3个回合（图284）。

❷ 按摩者右手扶患者头部，左手拇指自患者印堂穴由下向上推至神庭穴，然后沿发际推至左侧太阳穴，反复操作8次，左右换势，左手扶患者头部，右手拇指自患者印堂穴由下向上推至神庭穴，然后沿发际推至右侧太阳穴，反复操作8次

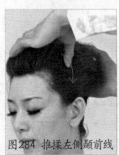图284 推揉左侧颞前线

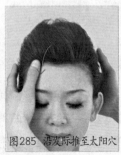图285 沿发际推至太阳穴

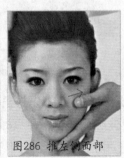图286 推左侧面部

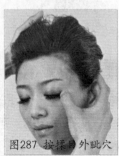图287 按揉目外眦穴

为1个回合。共操作3个回合（上页图285）。

❸ 按摩者用双手大拇指按揉攒竹穴3次后，平放于患者额面部，然后自中线向两侧分抹至太阳穴，揉按太阳穴3次为1个回合。反复操作16个回合。

❹ 按摩者以右手扶患者头部，左手拇指自眼眶下缘开始向外推面部，一面平行横推，一面向下移动，直至患者下巴，反复操作8次，左右换势为1个回合。共操作3个回合（上页图286）。

❺ 按摩者以左手扶患者头部，右手拇指按揉患者左侧目外眦穴8次，左右换势为1个回合。反复操作3个回合（上页图287）。

┃ 耳部穴位按摩

❶ 按摩者用食指中峰或侧峰点住患者耳部的神门穴，推揉8次后压按2次为1个回合。反复操作3个回合。

❷ 按摩者用按摩棒点住患者耳部的交感穴，旋揉7次为1个回合。共操作3个回合（图288）。

❸ 按摩者用按摩棒点住患者耳部的大肠穴，旋揉7次，双耳交替为1个回合。共操作3个回合（图289）。

❹ 按摩者用按摩棒压揉患者耳部的颌穴，每侧按揉8次，双耳交替为1个回合。共操作3个回合（图290）。

❺ 按摩者用按摩棒点住患者耳部的面颊穴，旋揉8次后双耳交替进行，交替1次为1个回合。共操作3个回合（图291）。

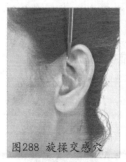 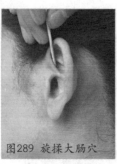 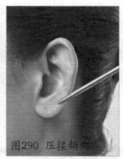 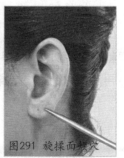

图288 旋揉交感穴　　图289 旋揉大肠穴　　图290 压揉颌穴　　图291 旋揉面颊穴

┃ 其他疗法

❶ 皮内针：在面部寻找扳机点，将揿针刺入，外以胶布固定，2~3天更换1次。

❷ 刺络拔罐：选颊车穴、地仓穴、颧髎穴，用三棱针点刺，行闪罐法。隔日1次。

心悸

引起心悸的原因很多，西医学中某些器质性或功能性疾病如心肌炎、冠心病、风湿性心脏病、高血压性心脏病、肺源性心脏病、各种心律失常及贫血、低钾血症、心脏神经官能症等均能出现心悸，均可参照本节治疗。

临床症状 自觉心慌，时作时息，并有善惊易恐、坐卧不安，甚则不能自主。

病因分类 分为心阳不振、心胆气虚和心脾两虚。

治疗原理 推拿以调理心气、安神定悸为主。

头部取穴 印堂穴、神庭穴、百会穴、大椎穴、太阳穴。

耳部取穴 神门穴、肾穴、心穴、皮质下穴、肾上腺穴。

▌头部穴位按摩

❶ 按摩者用左手扶患者头部，右手拇指沿患者头顶正中线，自神庭穴向百会穴推揉按压，反复操作16个回合（图292）。

❷ 按摩者用左手扶患者头部，右手大拇指指腹按揉患者印堂穴，按揉8下后向患者左侧太阳穴处推抹3下，左右换势，右手扶头，左手大拇指指腹按揉患者印堂穴，按揉8下，向患者右侧太阳穴处推抹3下。以上动作为1个回合，共操作3个回合（图293）。

❸ 按摩者用按摩棒按压患者神庭穴并沿顺时针移行推揉，推揉8圈后点按3下，再沿逆时针方向推揉按压8圈、点按3下为1个回合。共操作3个回合（图294）。

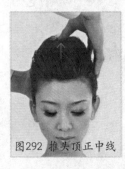
图292 推头顶正中线

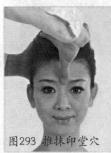
图293 推抹印堂穴

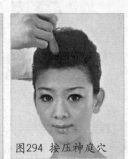
图294 按压神庭穴

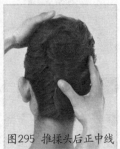
图295 推揉头后正中线

④ 按摩者以左手（或右手）扶患者的头部，右手（或左手）大拇指指腹围绕患者百会穴顺时针移动推揉，推揉8圈后点按百会穴3下，再沿逆时针方向围绕百会穴移动推揉8圈、点按百会穴3下为1个回合。共操作3个回合。

⑤ 按摩者用左手扶患者头部，右手拇指沿患者头后正中线，自百会穴向大椎穴推揉按压，反复操作16个回合（上页图295）。

┃ 耳部穴位按摩

❶ 按摩者用食指中峰或侧峰点住患者耳部的神门穴，推揉8次后压按2次为1个回合。反复操作3个回合（图296）。

❷ 按摩者用食指中峰或侧峰点住患者耳部的肾穴，拇指在患者耳背部与食指对捏，捏压揉按8次后松开为1个回合。反复操作3个回合（图297）。

❸ 按摩者用发卡的钝端点按患者耳部的心穴，推揉8次后点按2次为1个回合。反复操作3个回合（图298）。

❹ 按摩者将拇指置于患者耳背下部，用食指或中指指峰置于对耳屏，力点达对耳屏4区的皮质下穴，揉捏8次、点按或掐点2次皮质下穴为1个回合。反复操作3个回合（图299）。

❺ 按摩者用拇指及食指捏住患者耳下屏尖肾上腺穴，捻揉8次、挤捏2次为1个回合。反复操作3个回合。

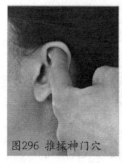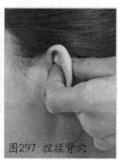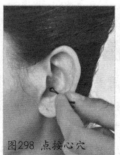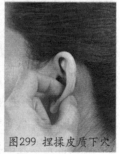

图296 推揉神门穴　　图297 捏揉肾穴　　图298 点按心穴　　图299 捏揉皮质下穴

┃ 其他疗法

❶ 穴位注射法：选穴参照基本治疗，用维生素B_1或维生素B_{12}注射液，每穴注射0.5毫升，隔日1次。

❷ 耳针法：选交感穴、神门穴、心穴、脾穴、肝穴、胆穴、肾穴，用毫针轻刺激。亦可用揿针埋藏或用王不留行籽贴压。

消渴

消有消耗水谷津液气血之意，渴即口渴引饮。本病与西医学糖尿病基本一致。消渴有遗传倾向，以绝对或相对胰岛素分泌不足和胰升糖素活性增高所引起的代谢紊乱为基本病理。

临床症状 口渴多饮，消谷善饥，小便频数量多。患者多形体肥丰，日久因津血亏耗而渐致肌肉消瘦，疲乏无力，并可出现痈疽等多种并发症。

病因分类 中医分为上、中、下三消。上消属肺燥，中消属胃热，下消属肾虚，亦可肺燥、胃热、肾虚三焦同病。西医分为原发性和继发性两类，前者占绝大多数。临床上又分为1型糖尿病、2型糖尿病等多种类型，胰岛素绝对分泌不足多见于1型，相对分泌不足多见2型。

治疗原理 推拿以清热润燥、养阴生津为主。

头部取穴 印堂穴、攒竹穴、太阳穴、神庭穴、百会穴、率谷穴、风池穴。

耳部取穴 神门穴、膀胱穴、肾穴、胰胆穴、肝穴、脑干穴、皮质下穴、肾上腺穴、内分泌穴。

头部穴位按摩

❶ 按摩者以左手扶患者头部，右手大拇指指腹按揉患者印堂穴8次，向患者左侧太阳穴处推抹3下，左右换势，右手扶患者头部，左手大拇指指腹按揉患者印堂穴8次，向患者右侧太阳穴处推抹3次，以上动作为1个回合，共操作3个回合（下页图300）。

❷ 按摩者先以左手扶患者头部，右手拇指旋揉点按患者左侧攒竹穴，旋揉8次、点按3下后左右换势，再以右手扶患者头部，左手拇指旋揉点按患者右侧攒竹穴，旋揉8次、点按3下为1个回合。共操作3个回合（下页图301）。

❸ 按摩者用双手大拇指鱼际部按揉患者双侧太阳穴，右手顺时针、左手逆时针旋揉8周后，反方向再旋揉8周为1个回合。共操作3个回合（下页图302）。

❹ 按摩者用按摩工具按压患者神庭穴并沿顺时针移行推压，推压8次后，点按3下，再沿逆时针方向推压8次、点按3下为1个回合。共操作3个回合（下页图303）。

❺ 按摩者先以左手扶患者头部，右手拇指旋揉点按患者左侧率谷穴，旋揉8次、点按3下后左右换势，再以右手扶患者头部，左手拇指旋揉点按患者右侧率谷穴，旋揉8次、点按3下为1个回合。共操作3个回合（图304）。

❻ 按摩者以左手（或右手）扶患者头部，右手（或左手）大拇指指腹围绕患者百会穴顺时针移行推揉，推揉8圈后点按百会穴3下，再沿逆时针方向围绕患者百会穴移行推揉8圈，再点按百会穴3下为1个回合。反复操作3个回合（图305）。

❼ 按摩者以左手（或右手）扶患者头部，右手（或左手）大拇指与食指捏拿患者脑后双侧风池穴，捏揉16次后，用拇指或中指点按患者风池穴双侧3下（先左后右双侧都要按），再用拇指和食指旋揉患者风池穴16次为1个回合。反复操作3个回合（图306）。

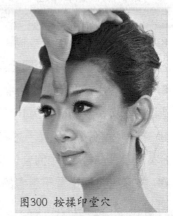

图300 按揉印堂穴

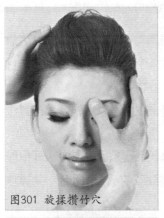

图301 旋揉攒竹穴

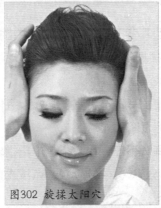

图302 旋揉太阳穴

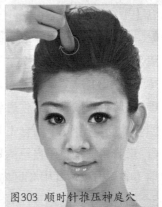

图303 顺时针推压神庭穴

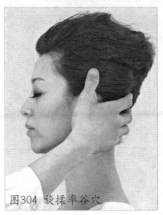

图304 旋揉率谷穴

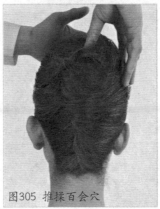

图305 推揉百会穴

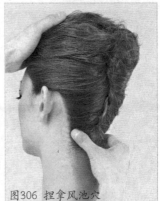

图306 捏拿风池穴

耳部穴位按摩

❶ 按摩者用食指中峰或侧峰点住患者耳部的神门穴，推压揉按8次后松开为1个回合。反复操作3个回合（图307）。

❷ 按摩者用按摩棒压于患者耳部的膀胱穴，做定位旋揉按摩，旋揉7次、点按2次，双耳交替为1个回合。共操作3个回合（图308）。

❸ 按摩者用食指中峰或侧峰点住患者耳部的肾穴，拇指在耳背部与食指对捏，捏压揉按8次后松开为1个回合。反复操作3个回合（图309）。

❹ 按摩者用按摩棒置于患者的对耳轮下方下脚后部，力点达耳甲11区胰胆穴，每侧压揉8次，双耳交替为1个回合。反复操作3个回合（下页图310）。

❺ 按摩者将按摩棒置于患者的耳甲艇后下方，力点达耳甲12区肝穴，每侧揉压8次，双耳交替为1个回合。反复操作3个回合（下页图311）。

❻ 按摩者将拇指置于患者的耳背下部，用食指或中指指峰置于对耳屏，力点达对耳屏3、4区之间的脑干穴，点揉8次、点按或掐点2次为1个回合。反复操作3个回合（下页图312）。

❼ 按摩者将拇指置于患者的耳背下部，用食指或中指指峰置于对耳屏，力点达患者对耳屏4区的皮质下穴，揉捏8次、点按或掐点2次为1个回合。共操作3个回合（下页图313）。

❽ 按摩者用按摩棒点住患者的耳下屏尖肾上腺穴，每侧旋揉8次，双耳交替为1个回合。反复操作3个回合（下页图314）。

❾ 患者将拇指置于自己的耳背下部，用食指或中指指峰置于屏间切迹内、耳甲腔前下方，力点达耳甲18区内分泌穴，揉捏7次、点按或掐点2次为1个回合。共操作3个回合（下页图315）。

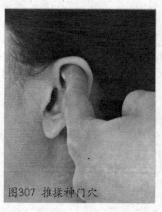

图307 推揉神门穴

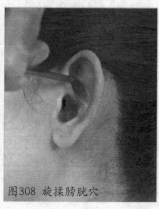

图308 旋揉膀胱穴

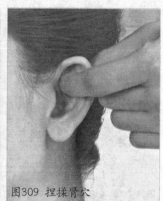

图309 捏揉肾穴

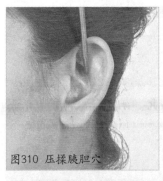
图310 压揉胰胆穴

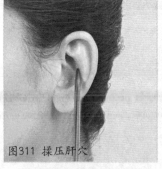
图311 揉压肝穴

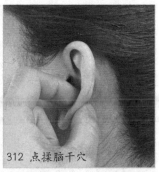
312 点揉脑干穴

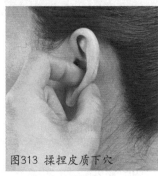
图313 揉捏皮质下穴

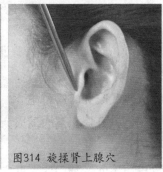
图314 旋揉肾上腺穴

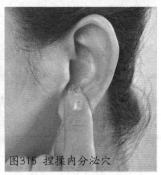
图315 捏揉内分泌穴

▌ 其他疗法

❶ 耳针法：选胰胆、内分泌、肾、三焦、耳迷根、神门、心、肝、肺、屏尖、胃等耳穴。每次选取3~4穴，用毫针轻刺激，或用揿针埋藏或用王不留行籽压贴。

❷ 穴位注射法：选心俞穴、肺俞穴、脾俞穴、胃俞穴、肾俞穴、三焦俞穴或相应夹脊穴、曲池穴、足三里穴、三阴交穴、关元穴、太溪穴。每次选取2~4穴，以当归或黄芪注射液，或用小剂量的胰岛素进行穴位注射，每穴注射液为0.5~2毫升。

🌥 健康小提示

1.患者应控制饮食，多食粗粮和蔬菜，节制肥甘厚味的食物，严禁烟酒，严格控制含糖类食物的进食量，一般以选择豆类制品、瘦肉、鸡蛋、植物油、新鲜蔬菜等为宜。

2.消渴患者一定要保持心情舒畅，避免精神紧张、生气恼怒。根据病情适当配合体育锻炼，劳逸结合，节制房事以免伤肾精。

癲狂

癲狂是精神失常的病症，是癲证、狂证的总称。两者在病因、病机方面有相似之处，又可相互转化，故临床上以癲狂并称。西医学的狂躁型及抑郁型精神分裂症、反应性精神病均属本证范畴。

临床症状 沉默静呆、表情淡漠、语无伦次者为癲证，属阴证；狂躁不安，甚至打人毁物者为狂证，属阳证。

病因分类 分为痰气郁结、气虚痰凝和心脾两虚。

治疗原理 推拿以理气豁痰、醒神开窍、清心泻火为主。

头部取穴 人中穴。

耳部取穴 心穴、小肠穴、皮质下穴、神门穴、肝穴、内分泌穴。

▍头部穴位按摩

❶ 按摩者以左手（或右手）扶患者后脑，右手食指（或左手无名指）按压患者右侧额旁1线、中指按压患者额中线、无名指（或左手食指）按压患者左侧额旁1线、其余手指自然放置，沿线区自前向后反复推揉16个回合（图316）。

❷ 按摩者以左手（或右手）扶患者头侧及脑后，右手（或左手）拇指或中指推按患者顶中线，自前向后反复操作10个回合（图317）。

❸ 按摩者用棉签旋揉点按患者人中穴，旋揉8次、点按3下为1个回合。共操作3个回合（图318）。

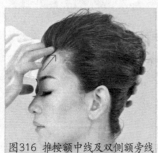
图316 推按额中线及双侧额旁线

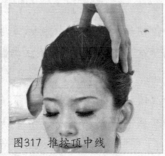
图317 推按顶中线

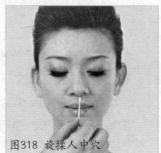
图318 旋揉人中穴

耳部穴位按摩

❶ 按摩者用食指中峰或侧峰点住患者耳部的神门穴，推揉8次后压按2次为1个回合。反复操作3个回合（图319）。

❷ 按摩者用按摩棒旋揉患者耳部的小肠穴7次，双耳交替为1个回合。共操作3个回合（图320）。

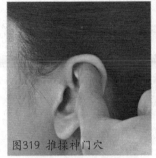

图319 推揉神门穴

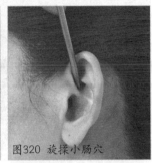

图320 旋揉小肠穴

❸ 按摩者用按摩棒点按患者耳部的肝穴8次，双耳交替为1个回合。共操作3个回合（图321）。

❹ 按摩者用发卡钝头点按患者耳部的心穴8次，双耳交替为1个回合。反复操作3个回合（图322）。

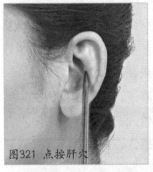

图321 点按肝穴

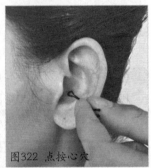

图322 点按心穴

❺ 按摩者将拇指置于患者耳背下部，用食指或中指指峰置于对耳屏，力点达对耳屏4区的皮质下穴，揉捏8次、点按或掐点2次为1个回合。反复操作3个回合（图323）。

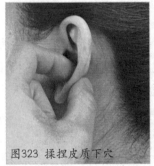

图323 揉捏皮质下穴

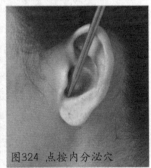

图324 点按内分泌穴

❻ 按摩者用按摩棒点按患者耳部的内分泌穴7次，双耳交替为1个回合。反复操作3个回合（图324）。

其他疗法

❶ 毫针刺激法：选神门穴、心穴、皮质下穴、肝穴，用毫针刺。

❷ 三棱针法：选孙真人十三鬼穴，每次选3~5个穴位，三棱针点刺出血1~3滴，隔日1次。

呕吐

古代文献以有声有物谓之呕，有物无声谓之吐，有声无物谓之干呕。因两者常同时出现，故并称呕吐。呕吐可将咽入胃内的有害物质吐出，是机体的一种防御反射，有一定的保护作用，但大多数并非由此引起，且频繁而剧烈地呕吐可引起脱水、电解质紊乱等并发症。

临床症状 实证呕吐发病急，呕吐量多，吐出物多酸臭味或伴有寒热；虚证呕吐病程较长，发病较缓，时作时止，吐出物不多，腐臭味不大。

病因分类 分为实证和虚证两大类。

治疗原理 推拿以和胃降逆、理气止呕为主。

头部取穴 印堂穴、攒竹穴、兑端穴、太阳穴。

耳部取穴 神门穴、交感穴、幽门穴、胃穴、肝穴。

头部穴位按摩

❶ 按摩者以左手（或右手）扶患者后脑，右手食指（或左手无名指）按压患者右侧额旁2线、中指按压患者额中线、无名指（或左手食指）按压患者左侧额旁2线、其余手指自然放置，沿线区自前向后反复推揉16个回合（图325）。

❷ 按摩者以左手（或右手）扶患者头侧及脑后，右手（或左手）拇指或中指推按患者顶中线，自前向后反复操作10个回合。

❸ 按摩者以左手（或右手）扶患者头部，右手（或左手）大拇指指腹按揉患者

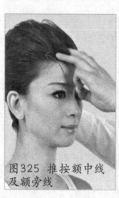
图325 推按额中线及额旁线

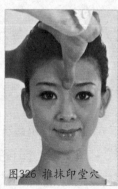
图326 推抹印堂穴

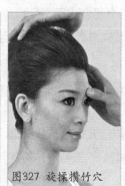
图327 旋揉攒竹穴

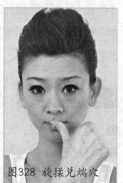
图328 旋揉兑端穴

印堂穴8下，向患者左侧（或右侧）太阳穴处推抹3下，左右换势为1个回合。反复操作3个回合（上页图326）。

❹ 按摩者先以左手扶患者头部，右手拇指旋揉点按患者左侧攒竹穴，旋揉8次、点按3下后左右换势为1个回合。共操作3个回合（上页图327）。

❺ 按摩者以左手（或右手）扶患者头部，右手（或左手）拇指旋揉点按患者兑端穴，旋揉8次、点按3下为1个回合。共操作3个回合（上页图328）。

耳部穴位按摩

❶ 按摩者用食指中峰或侧峰点住患者耳部的神门穴，推揉8次后压按2次为1个回合。反复操作3个回合（图329）。

❷ 按摩者以食指端压于患者耳部的交感穴，做定位旋揉按摩，旋揉7次、点按2次为1个回合。共操作3个回合。

❸ 按摩者用棉签压于患者耳部的幽门穴，做定位旋揉按摩，旋揉7次、点按2次为1个回合。共操作3个回合（图330）。

❹ 按摩者用按摩棒点住患者耳部的胃穴，点按8次后双耳交替为1个回合。反复操作3个回合（图331）。

❺ 按摩者用按摩棒置于患者耳甲艇后下方，力点达耳甲12区肝穴，点按8次双耳交替为1个回合。共操作3个回合（图332）。

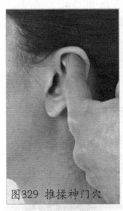 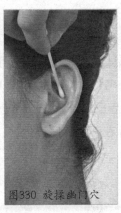 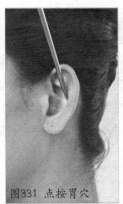 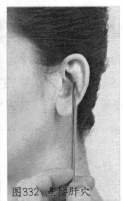

图329 推揉神门穴　　图330 旋揉幽门穴　　图331 点按胃穴　　图332 点按肝穴

其他疗法

耳针法：选胃穴、贲门穴、食管穴、交感穴、神门穴、脾穴、肝穴。每次取3～4穴，毫针刺，中等刺激，亦可用揿针埋藏或王不留行籽压贴。

胃痛

胃痛又称胃脘痛，由于疼痛接近心窝部，古人又称"心痛""胃心疼""心下痛"等，多见于急慢性胃炎、消化性溃疡、胃肠神经官能症、胃黏膜脱垂、胃下垂、胰腺炎、胆囊炎及胆石症等病，是各种原因导致胃黏膜刺激、受损或胃平滑肌痉挛所出现的症状。

临床症状 胃痛是以胃气郁滞而致上腹胃脘部经常发生疼痛为主症的病症，常伴有胃脘胀满、嗳气或反酸、恶心呕吐、纳呆、便秘或便溏、神疲乏力、面黄消瘦，甚至呕血、便血等。

病因分类 分为脾胃虚寒、胃阴不足、寒邪犯胃、食积伤胃、肝气犯胃和瘀血停滞。

治疗原理 推拿以和胃、理气、止痛为主。实证以祛邪为急，虚证则以扶正为先。

头部取穴 头维穴、百会穴、神庭穴。

耳部取穴 肝穴、小肠穴、神门穴、交感穴、十二指肠穴、胰胆穴。

头部穴位按摩

❶ 按摩者以右手（或左手）扶患者后脑，左手食指（或右手无名指）按压患者左侧额旁2线、中指按压患者额中线、无名指（或右手食指）按压患者右侧额旁2线、其余手指自然放置，沿线区自前向后反复推揉16个回合（图333）。

❷ 按摩者用左手扶患者头部，右手拇指沿患者头顶正中线，自神庭穴向百会穴

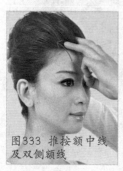
图333 推按额中线及双侧额线

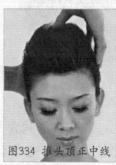
图334 推头顶正中线

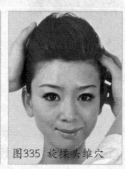
图335 旋揉头维穴

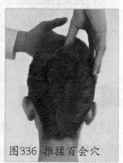
图336 推揉百会穴

推揉按压，反复操作8个回合（上页图334）。

❸ 按摩者以左手扶患者头部，右手拇指旋揉患者左侧头维穴8次，点按3下，左右换势为1个回合。共操作3个回合（上页图335）。

❹ 按摩者以一手扶患者头部，另一手大拇指指腹围绕其百会穴顺时针推揉，推揉8圈后再点按3下，再沿逆时针方向进行同样的操作为1个回合。共操作3个回合（上页图336）。

耳部穴位按摩

❶ 按摩者用按摩棒点住患者耳部的神门穴，推揉8次后双耳交替为1个回合。反复操作3个回合。

❷ 按摩者用按摩棒点住患者耳部的交感穴，旋揉7次，双耳交替为1个回合。共操作3个回合（图337）。

❸ 按摩者用按摩棒点住患者耳部的小肠穴，旋揉7次，双耳交替为1个回合。共操作3个回合（图338）。

❹ 按摩者用棉签压于患者耳部的十二指肠穴，点压7次，双耳交替为1个回合，共操作3个回合（图339）。

❺ 按摩者用拇指置于患者耳背下部，用食指或中指指峰置于患者对耳轮下方下脚后部，力点达耳甲11区胰胆穴，揉捏8次为1个回合。共操作3个回合。

❻ 按摩者用按摩棒置于患者肝穴，点按8次为1个回合。共操作3个回合。也可用拇指点按（图340）。

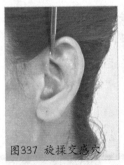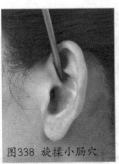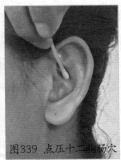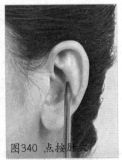

图337 旋揉交感穴　图338 旋揉小肠穴　图339 点压十二指肠穴　图340 点按肝穴

其他疗法

穴位注射法：选中脘穴、足三里穴、肝俞穴、胃俞穴、脾俞穴。每次选2穴，诸穴可交替使用。以黄芪、丹参或当归注射液，每穴注入药液1毫升，每日或隔日1次。

腹痛

腹痛指胃脘以下、耻骨毛际以上部位发生的疼痛症状，可见于多种脏腑疾患，如痢疾、泄泻、肠痈、妇科经带病症等。西医学的肠炎、肠结核、肠粘连、胃肠功能紊乱、消化不良、胃肠神经官能症、肠系膜和腹膜病变等均可参照本病辨证治疗。

临床症状 以腹部疼痛为主症，可分别表现为全腹痛、脐腹痛、小腹痛、少腹痛等。其发作或加重多与饮食、情志受到影响、受凉、劳累等诱因有关。腹痛可反复发作，常伴有饮食、排便异常。

病因分类 分为饮食停滞、肝郁气滞、寒邪内阻和脾阳不振。

治疗原理 实证应祛邪疏导；虚证应温阳益气，使气血调和，经脉通畅，通则不痛。在推拿过程中，还要注意精神、饮食的调节，以利于提高疗效，促进病体康复。

头部取穴 神庭穴、头维穴、百会穴。

耳部取穴 耳尖穴、小肠穴、大肠穴、肝穴、皮质下穴、肾穴、胰胆穴。

▌头部穴位按摩

❶ 按摩者以左手扶患者后脑，右手食指按压患者左侧额旁2线、中指按压患者左侧额旁3线，沿线区自前向后、反复推揉16个回合后左右换势（图341）。

❷ 按摩者用左手扶患者头部，右手拇指沿患者头顶正中线，自神庭穴向百会穴推揉按压，反复操作8个回合（图342）。

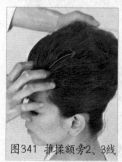 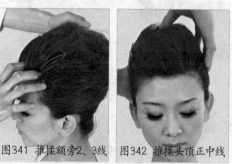 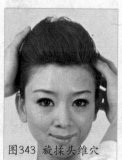 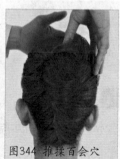

图341 推揉额旁2、3线　图342 推揉头顶正中线　图343 旋揉头维穴　图344 推揉百会穴

❸ 按摩者以左手扶患者头部，右手拇指旋揉患者左侧头维穴8次、点按3次，左右换势为1个回合。共操作3个回合（上页图343）。

❹ 按摩者以左手（或右手）扶患者头部，右手（或左手）大拇指指腹围绕患者百会穴顺时针移行推揉，推揉8圈后点按百会穴3下，再沿逆时针方向操作1遍为1个回合。共操作3个回合（上页图344）。

耳部穴位按摩

❶ 按摩者用拇指及食指捏住患者耳尖处耳轮，旋揉捻捏8次、向上拉提1次。拉提时要提拽至耳尖从拇、食指间脱离、耳尖弹回原位为1个回合。共操作3个回合。

❷ 按摩者用按摩棒按摩患者耳部的大肠穴7次，双耳交替进行为1个回合。共操作3个回合（图345）。

❸ 按摩者用按摩棒在患者耳部的小肠穴旋揉7次，双耳交替为1个回合。共操作3个回合（图346）。

❹ 按摩者用食指中峰或侧峰点住患者耳部的肾穴，拇指在耳背部与食指对捏，捏压揉按8次后松开为1个回合。反复操作3个回合（图347）。

❺ 按摩者用按摩棒压揉患者耳部的胰胆穴8次，双耳交替为1个回合。共操作3个回合（图348）。

❻ 按摩者将拇指置于患者耳背下部，用食指或中指指峰置于肝穴揉捏8次，双耳交替为1个回合。共操作3个回合。

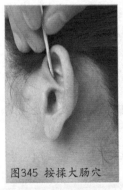 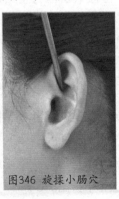 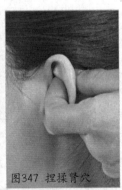 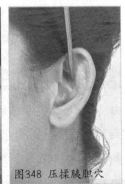

图345 按揉大肠穴　　图346 旋揉小肠穴　　图347 捏揉肾穴　　图348 压揉胰胆穴

其他疗法

耳针法：取耳部的腹穴、大肠穴、小肠穴、神门穴、脾穴、肝穴、交感穴。每次选用3~5穴，用毫针强刺激，也可耳针埋藏或压贴王不留行籽。

便秘

便秘在程度上有轻有重，在时间上可以是暂时的，也可以持续很长时间。西医学认为便秘是多种疾病的一个综合症状，主要是由神经系统病变、全身病变、肠道病变及不良排便习惯所引起，可分为结肠便秘和直肠便秘两种。

临床症状 便秘是指因大肠传导功能失常而致大便秘结不通、排便时间延长、粪质干燥坚硬或大便虽软，但排便艰涩不畅的一种病症。一般3～5天或7～8天排便1次，甚至可15天排便1次，但较少见。如有人习惯在2～3天内排便1次，虽大便较干，但无排便艰涩等苦楚，则为习惯所致，不应属病态。

病因分类 便秘的病名在《伤寒论》中即有"阳结""阴结""脾约"之称。张景岳认为，气实，阳有余者为阳结；气虚，阳不足者为阴结。近代多以虚实分类，包括热秘、气秘、冷秘、虚秘四类。

治疗原理 推拿以通下为主，并应根据寒热虚实情况分别处理，以达通便之目的。生活起居、饮食、精神之调摄对本病的预防和缓解十分重要，应加注意。

头部取穴 印堂穴、太阳穴、睛明穴、鱼腰穴、丝竹空穴、四白穴、强间穴、百会穴、率谷穴。

耳部取穴 大肠穴、直肠穴、交感穴、胃穴、脾穴、三焦穴、肝穴。

▌头部穴位按摩

❶ 按摩者以左手扶患者头部，右手五指分开拿捏患者头部，由患者前发际处开始自前向后移行至强间穴，反复操作16次（下页图349）。

❷ 按摩者以左手扶患者头部，右手五指分开拿捏患者头部脑后，由患者头顶百会穴开始自前向后移行至枕部，反复操作16次（下页图350）。

❸ 按摩者用左手（或右手）扶患者脑后，右手（或左手）拇指推患者印堂穴至前发际正中，反复操作16次（下页图351）。

❹ 按摩者左手扶患者头部，右手拇指指腹按揉患者印堂穴，按揉8下，向患者左侧太阳穴处推抹3下，左右换势，右手扶患者头部，左手大拇指指腹按揉患者印堂穴，按

揉8下后再向患者右侧太阳穴处推抹3下为1个回合。共操作3个回合（图352）。

❺ 按摩者以左手扶患者头部，右手拇指按揉患者右侧睛明穴8次，左右换势，以右手扶患者头部，左手拇指按揉患者左侧睛明穴8次为1个回合。共操作3个回合（图353）。

❻ 按摩者先以左手扶患者头部，右手拇指旋揉点按患者左侧鱼腰穴，旋揉8次、点按3下后左右换势，再以右手扶患者头部，左手拇指旋揉点按患者右侧鱼腰穴，旋揉8次、点按3下为1个回合。共操作3个回合（图354）。

❼ 按摩者先以左手扶患者头部，右手拇指旋揉点按患者左侧丝竹空穴，旋揉8次、点按3下后左右换势，再以右手扶患者头部，左手拇指旋揉点按患者右侧丝竹空穴，旋揉8次、点按3下为1个回合。共操作3个回合（图355）。

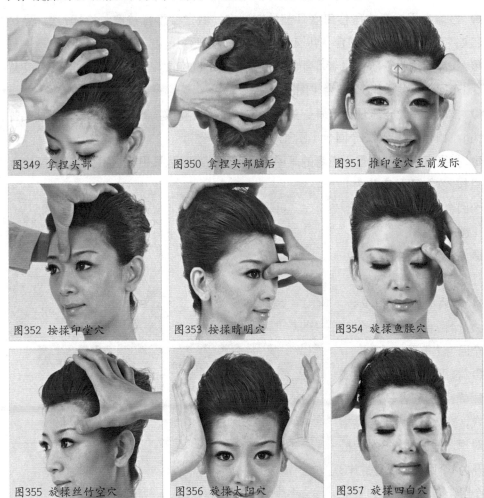

图349 拿捏头部　　　　图350 拿捏头部脑后　　　　图351 推印堂穴至前发际

图352 按揉印堂穴　　　　图353 按揉睛明穴　　　　图354 旋揉鱼腰穴

图355 旋揉丝竹空穴　　　　图356 旋揉太阳穴　　　　图357 旋揉四白穴

⑧ 患者本人用双手大拇指鱼际部按揉双侧太阳穴，右手顺时针、左手逆时针旋揉8周后，反方向再旋揉8周为1个回合。共操作3个回合（上页图356）。

⑨ 按摩者先以左手扶患者头部，右手拇指旋揉点按患者左侧四白穴，旋揉8次、点按3下后左右换势，再以右手扶患者头部，左手拇指旋揉点按患者右侧四白穴，旋揉8次、点按3下为1个回合。共操作3个回合（上页图357）。

⑩ 按摩者先以右手扶患者头部，左手拇指旋揉点按患者右侧率谷穴，旋揉8次、点按3下后左右换势，再以左手扶患者头部，右手拇指旋揉点按患者左侧率谷穴，旋揉8次、点按3下为1个回合。共操作3个回合。

耳部穴位按摩

❶ 按摩者用按摩棒压住患者耳部的交感穴，做定位旋揉按摩，旋揉7次、点按2次，双耳交替为1个回合。共操作3个回合（图358）。

❷ 按摩者用棉签压住患者耳部的直肠穴，做定位旋揉按摩，旋揉7次，双耳交替为1个回合。共操作3个回合（图359）。

❸ 按摩者用竹签压住患者耳部的大肠穴，做定位旋揉按摩，旋揉7次，双耳交替为1个回合。共操作3个回合（图360）。

❹ 按摩者用按摩棒置于患者的耳甲艇后下方，力点达耳甲12区肝穴，旋揉8次、点按2次，双耳交替为1个回合。共操作3个回合（图361）。

❺ 按摩者用按摩棒点住患者耳部的胃穴，压揉8次后松开，双耳交替为1个回合。反复操作3个回合（下页图362）。

❻ 按摩者用食指中峰或侧峰点住患者耳部的脾穴，拇指在耳背部与食指对捏，捏压揉按8次后松开为1个回合。反复操作3个回合（下页图363）。

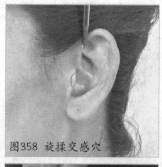

图358 旋揉交感穴

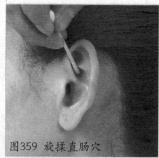

图359 旋揉直肠穴

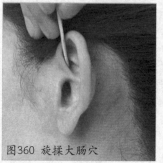

图360 旋揉大肠穴

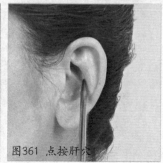

图361 点按肝穴

❼ 按摩者将拇指置于患者耳背下部，用食指或中指指峰置于患者耳甲外耳门后下方，力点达耳甲17区三焦穴，揉捏7次、点按2次为1个回合。反复操作3个回合。也可以用按摩棒进行点按（图364）。

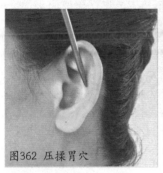
图362 压揉胃穴

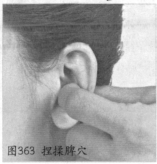
图363 捏揉脾穴

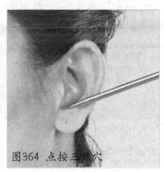
图364 点按三焦穴

其他疗法

❶ 耳针法：选大肠穴、直肠穴、交感穴、皮质下穴。毫针刺，中等强度或弱刺激，或用揿针或用王不留行籽贴压。

❷ 穴位注射法：选天枢穴、支沟穴、水道穴、归来穴、丰隆穴。用生理盐水或维生素B_1、维生素B_{12}注射液，每穴注射0.5～1毫升，每日或隔日1次。

健康小提示

1.按摩治疗对于功能性便秘有较好的疗效，如经多次治疗而无效者须查明原因。

2.平时应坚持体育锻炼，多食新鲜蔬菜和水果，养成定时排便习惯。

3.本病的预防在于注意生活、饮食的调摄。饮食宜清淡，多食粗粮及新鲜蔬菜和水果；多饮水；避免久坐少动，并养成定时如厕的排便习惯；避免情志刺激，保持情绪稳定。

4.不可滥用泻药，如使用不当则会耗伤津液，损伤正气，反可使便秘加重。

5.大便干硬者可用甘油栓入肛门中使大便易于排出。

6.对于热病或其他疾病后，由于进食少而无大便者不必急于通便，只须扶养正气，待饮食渐增，大便自能正常。

7.对于虚秘患者，特别是老年、产后气血两亏或虚羸已极之患者，排便时宜用坐式便器，以防临厕久蹲、用力而致虚脱。

泄泻

泄泻亦称腹泻，古人将大便溏薄者称为"泄"，大便如水注者称为"泻"。本病一年四季均可发生，但以夏秋两季多见。泄泻多见于西医学的急慢性肠炎、胃肠道功能紊乱、过敏性肠炎、溃疡性结肠炎、肠结核等。

临床症状 排便次数增多，粪便稀薄或泄出如水样。

病因分类 可分为急性泄泻和慢性泄泻两类。

治疗原理 泄泻的预防和缓解以运脾化湿为原则。实证以祛邪化湿为主，久泄以扶正健脾为主。若虚实相兼者当扶正祛邪并施，若寒热错杂者当温清并用。

头部取穴 颧髎穴、太阳穴、翳风穴。

耳部取穴 耳尖穴、大肠穴、直肠穴、小肠穴、交感穴。

头部穴位按摩

❶ 按摩者以左手扶患者后脑，右手食指按压患者额中线、中指按压患者左侧额旁2线、无名指按压患者左侧额旁3线，沿线区自前向后，反复推揉10次后左右换势为1个回合，反复推揉16个回合（图365）。

❷ 按摩者以左手（或右手）扶患者头侧及脑后，右手（或左手）拇指或中指推按患者顶中线，自前向后反复操作16个回合（图366）。

❸ 按摩者以左手扶住患者头部，右手拇指按揉患者右侧颧髎穴8次，左右换势，以右手扶住患者头部，左手拇指按揉患者左侧颧髎穴8次为1个回合。反复操作3个回合。

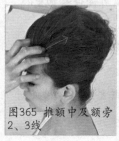
图365 推额中及额旁2、3线

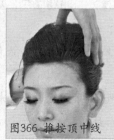
图366 推按顶中线

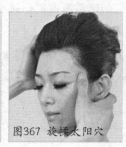
图367 旋揉太阳穴

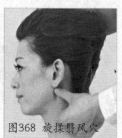
图368 旋揉翳风穴

❹ 按摩者先以左手扶患者头部，右手拇指旋揉点按患者左侧太阳穴，旋揉8次、点按3下后左右换势为1个回合。共操作3个回合（上页图367）。

❺ 按摩者先以右手扶患者头部，左手拇指旋揉点按患者左侧翳风穴，旋揉8次、点按3下后左右换势为1个回合。共操作3个回合（上页图368）。

耳部穴位按摩

❶ 按摩者用拇指及食指捏住患者耳尖处耳轮，旋揉捻捏8次、向上拉提1次。拉提时要提拽至耳尖从拇指、食指间脱离、耳尖弹回原位为1个回合。共操作3个回合（图369）。

❷ 按摩者食指端压住患者耳部的交感穴做定位旋揉按摩，旋揉7次、点按2次为1个回合。共操作3个回合。

❸ 按摩者用棉签点压患者耳部的直肠穴，每侧点压7次，双耳交替为1个回合。共操作3个回合（图370）。

❹ 按摩者用牙签压住患者耳部的大肠穴做定位旋揉按摩，每侧7次，双耳交替为1个回合。共操作3个回合（图371）。

❺ 按摩者用按摩棒压住患者耳部的小肠穴，每侧旋揉7次，双耳交替为1个回合。共操作3个回合（图372）。

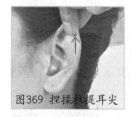 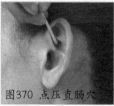 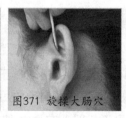 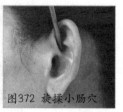

图369 捏揉拉提耳尖　　图370 点压直肠穴　　图371 旋揉大肠穴　　图372 旋揉小肠穴

其他疗法

脐疗：取五倍子适量研末，用食醋调成膏状，用伤湿止痛膏固定于脐部。每2～3日一换。适用于久泻。

健康小提示

　　泄泻的预防，首先要做到饮食有节、起居有常；注意饮食卫生，勿食馊腐变质及不洁之物；勿过食生冷、肥甘厚味之物；禁酗酒；养成饭前便后洗手的良好卫生习惯；平时应加强体育锻炼，增强体质，以提高抗病能力。

癃闭

癃闭是指排尿困难、点滴而下甚至小便闭塞不通的一种疾患。"癃"是指小便不利、点滴而下，病势较缓；"闭"是指小便不通、欲溲不下，病势较急。癃与闭虽有区别，但只是程度上的不同，故常合称癃闭。

临床症状 癃闭有两种情况，一是膀胱内少尿或无尿；二是膀胱内有尿，但难以排出或排出量少。

病因分类 分为湿热下注、肝郁气滞、痰浊瘀阻和肾气亏虚。

治疗原理 推拿以通利为主。实证宜清利湿热、散瘀结、清肺热、理气机以通水道；虚证宜补脾肾、助气化，达到气化得行、小便自通的目的。

头部取穴 印堂穴、前顶穴、百会穴、太阳穴。

耳部取穴 膀胱穴、神门穴、尿道穴、外生殖器穴。

▎头部穴位按摩

❶ 按摩者以左手（或右手）扶患者后脑，右手拇指（或左手中指）按压患者左侧额旁3线、食指按压患者额中线、中指（或左手拇指）按压患者右侧额旁3线、其余手指自然放置，沿线区自前向后反复推揉16个回合（图373）。

❷ 按摩者以左手扶患者头部，右手大拇指指腹按揉患者印堂穴，按揉8下，向患者左侧太阳穴处推抹3下，左右换势，以右手扶患者头部，左手大拇指指腹按揉患者印堂穴并向右侧太阳穴推抹为1个回合。共操作3个回合（图374）。

❸ 按摩者以左手（或右手）扶患者头部，右手（或左手）大拇指指腹按压患者

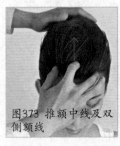

图373 推额中线及双侧额线

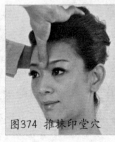

图374 推抹印堂穴

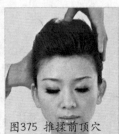

图375 推揉前顶穴

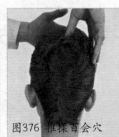

图376 推揉百会穴

前顶穴并沿顺时针方向移行推揉，推揉8圈后点按3下，再沿逆时针方向操作1遍为1个回合。共操作3个回合（上页图375）。

④ 按摩者以左手（或右手）扶患者头部，右手（或左手）大拇指指腹围绕患者百会穴以顺时针方向移行推揉，推揉8圈后点按百会穴3下，再沿逆时针方向操作1遍为1个回合。共操作3个回合（上页图376）。

耳部穴位按摩

① 按摩者用食指中峰或侧峰点住患者耳部的神门穴，推揉8次后压按2次为1个回合。反复操作3个回合（图377）。

② 按摩者用按摩棒压于患者耳部的外生殖器穴，做定位旋揉按摩，旋揉7次后点按2次，双耳交替为1个回合。共操作3个回合（图378）。

③ 按摩者用按摩棒压于患者耳部的尿道穴，旋揉按压7次，双耳交替为1个回合。共操作3个回合（图379）。

④ 按摩者用按摩棒点压患者耳部的膀胱穴，旋揉8次后松开，双耳交替为1个回合。反复操作3个回合（图380）。

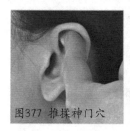
图377 推揉神门穴

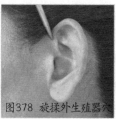
图378 旋揉外生殖器穴

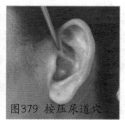
图379 按压尿道穴

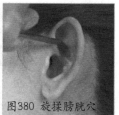
图380 旋揉膀胱穴

其他疗法

穴位贴敷法：选肚脐（神阙穴）。用葱白、冰片、田螺或鲜青蒿、甘草、甘遂各适量，混合捣烂后敷于脐部，外用纱布固定热敷。

健康小提示

　　锻炼身体，增强体质，保持心情愉快，避免忧思恼怒，消除各种外邪入侵和湿热内生的有关因素；避免过食肥甘油腻、辛辣、酒等刺激性食物。要积极治疗淋症和水肿等疾患，对预防和减少癃闭有重要意义。

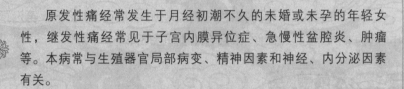

痛经

原发性痛经常发生于月经初潮不久的未婚或未孕的年轻女性，继发性痛经常见于子宫内膜异位症、急慢性盆腔炎、肿瘤等。本病常与生殖器官局部病变、精神因素和神经、内分泌因素有关。

临床症状 月经期前后或月经期中发生周期性小腹疼痛或痛引腰骶，甚至剧痛晕厥。

病因分类 西医学分为原发性与继发性痛经两类。

治疗原理 痛经的预防和缓解原则是行气散寒、通经止痛。

头部取穴 印堂穴、攒竹穴、太阳穴、囟会穴、百会穴、率谷穴、百劳穴、风府穴、风池穴。

耳部取穴 内生殖器穴、皮质下穴、内分泌穴、肝穴、肾穴、腹穴。

▍ 头部穴位按摩

❶ 按摩者以左手（或右手）扶患者后脑，右手食指（或左手无名指）按压患者右侧额旁3线、中指按压患者额中线、无名指（或左手食指）按压患者左侧额旁3线、其余手指自然放置，沿线区自前向后反复推揉16个回合（下页图381）。

❷ 按摩者以左手扶患者头部，右手大拇指指腹按揉患者印堂穴，按揉8下后向患者左侧太阳穴处推抹3下，左右换势，右手扶患者头部，左手大拇指指腹按揉患者印堂穴，按揉8下后向患者右侧太阳穴处推抹3下为1个回合。共操作3个回合（下页图382）。

❸ 按摩者先以左手扶患者头部，右手拇指旋揉点按患者左侧攒竹穴，旋揉8次、点按3次，左右换势，再以右手扶患者头部，左手拇指旋揉点按患者右侧攒竹穴，旋揉8次、点按3次为1个回合。共操作3个回合（下页图383）。

❹ 按摩者用双手大拇指鱼际部按揉患者双侧太阳穴，右手顺时针、左手逆时针旋揉8周后，反方向再旋揉8周为1个回合。共操作3个回合（下页图384）。

❺ 按摩者以左手（或右手）扶患者头部，右手（或左手）拇指旋揉点按患者前

额上方囟会穴，旋揉8次、点按3下为1个回合。共操作3个回合（图385）。

❻ 按摩者以左手（或右手）扶患者头部，右手（或左手）大拇指指腹围绕患者百会穴顺时针移行推揉，推揉8圈后点按百会穴3下，再沿逆时针方向围绕患者百会穴推揉8圈，再点按百会穴3下为1个回合，共操作3个回合（图386）。

❼ 按摩者先以左手扶患者头部，右手拇指旋揉点按患者左侧率谷穴，旋揉8次、点按3下，左右换势，再以右手扶患者头部，左手拇指旋揉点按患者右侧率谷穴，旋揉8次、点按3下为1个回合。共操作3个回合（图387）。

❽ 按摩者以左手（或右手）扶患者头部，右手（或左手）拇指旋揉点按患者脑后百劳穴，旋揉8次、点按3下，双侧交替为1个回合。共操作3个回合（下页图388）。

❾ 按摩者以左手（或右手）扶患者头部，右手（或左手）大拇指旋揉点按患者脑后风府穴，旋揉8次、点按1下，双侧交替按揉。共操作3个回合（下页图389）。

❿ 按摩者以左手扶患者头部，右手拇指与食指（或中指）捏拿患者脑后双侧风池穴，捏揉16次后用拇指或中指点按风池穴双侧3下（先左后右双侧都要按），再用拇指、食指或中指旋揉风池穴16次为1个回合，共操作3个回合（下页图390）。

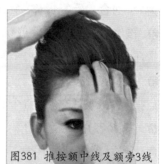

图381 推按额中线及额旁3线

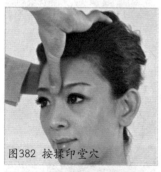

图382 按揉印堂穴

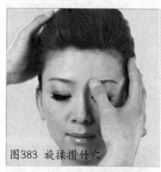

图383 旋揉攒竹穴

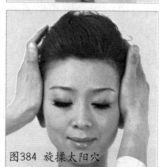

图384 旋揉太阳穴

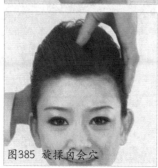

图385 旋揉囟会穴

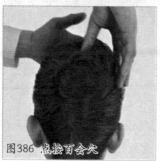

图386 点按百会穴

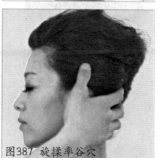

图387 旋揉率谷穴

187

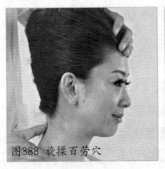
图388 旋揉百劳穴

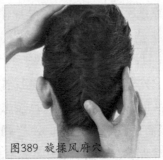
图389 旋揉风府穴

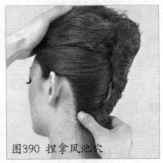
图390 捏拿风池穴

耳部穴位按摩

❶ 按摩者用按摩棒点住患者耳部的内生殖器穴，旋揉8次后压按2次，双耳交替为1个回合。反复操作3个回合（图391）。

❷ 按摩者用食指中峰或侧峰点住患者耳部的肾穴，拇指在耳背部与食指对捏，捏压揉按8次后松开为1个回合。反复操作3个回合（图392）。

❸ 按摩者用按摩棒置于患者的耳甲艇后下方，力点达耳甲12区肝穴，旋揉8次、点按2次，双耳交替为1个回合，共操作3个回合（图393）。

❹ 按摩者用拇指置于患者的耳背下部，用食指或中指指峰置于对耳屏，力点达对耳屏4区的皮质下穴，揉捏8次、点按或掐点2次为1个回合，共操作3个回合（图394）。

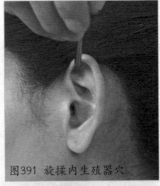
图391 旋揉内生殖器穴

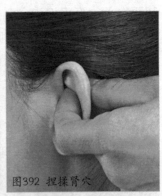
图392 捏揉肾穴

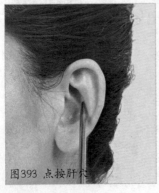
图393 点按肝穴

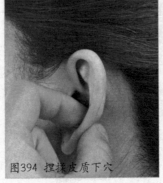
图394 捏揉皮质下穴

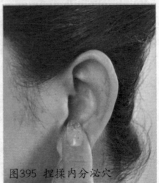
图395 捏揉内分泌穴

⑤ 患者本人用拇指置于自己的耳背下部，用食指或中指指峰置于屏间切迹内、耳甲腔前下方，力点达耳甲18区内分泌穴，揉捏7次、点按或掐点2次为1个回合，共操作3个回合（此揉捏方法也可以用其他人代替）（上页图395）。

其他疗法

① 耳针法：选内生殖器、交感、皮质下、内分泌、神门、肝、肾、腹等穴。每次选2~4穴，在所选的穴位寻找敏感点，快速捻转数分钟，每日或隔日1次，每次留针20~30分钟。也可用埋针或埋丸法。

② 皮肤针法：选下腹部任脉、肾经、胃经、脾经，腰骶部督脉、膀胱经、夹脊穴。消毒后，腹部从肚脐向下扣刺到耻骨联合，腰骶部从腰椎到骶椎，先上后下，先中央后两旁，以所扣部位出现潮红为度，每次扣刺10~15分钟，以痛止、腹部舒适为度。

③ 穴位注射法：选肝俞穴、肾俞穴、脾俞穴、气海穴、归来穴、中极穴、关元穴、次髎穴、关元俞穴。用2%普鲁卡因或当归注射液，每穴每次注入药液2毫升，隔日1次。

健康小提示

1.治疗宜从经前3~5天开始，直到月经期末，连续治疗2~3个月经周期。

2.痛经时不宜服用止痛药。

3.按摩对原发性痛经有较好的疗效；继发性痛经运用按摩减轻症状之后，应诊断清楚发病原因，有针对性地进行治疗。

4.注意经期卫生，经期避免重体力劳动、剧烈运动和精神刺激。

5.防止受凉及过食生冷之物，注意保暖，以加速血液循环，令紧张的肌肉得到放松。

6.练习瑜伽、弯腰、放松等动作有助改善经痛的问题。

7.饮食均衡，多吃蔬菜、水果、鸡肉、鱼肉，并尽量少吃多餐。

8.补充钙、钾、镁等矿物质也能帮助缓解经痛。

9.避免饮用和进食咖啡、茶、碳酸饮料、巧克力等含有咖啡因的物质。

10.禁酒，特别是容易出现水肿的女性。

11.经期间不要过食生冷食物，戒食寒凉的食物，如西瓜、香蕉、山竹、绿豆等；多喝柠檬果汁及热牛奶、红糖水等。

前后诸症 绝经

女性在49岁左右月经开始终止，称为"绝经"。有些在绝经期前后会出现经行紊乱、头晕、心悸、烦躁、出汗及情志异常等，称为绝经前后诸症。西医学认为绝经是女性生命过程中必然发生的生理过程，它提示女性卵巢功能衰退，生殖能力终止。

临床症状 失眠、多梦、盗汗、潮热、心悸、烦躁易怒、精力和体力下降、记忆力减退、骨质疏松、腰酸背痛等。

病因分类 分为肝肾阴虚、脾肾两虚、肾阴阳俱虚、心肾不交、肝郁气滞、心肝火旺、心脾两虚和痰瘀互结。

治疗原理 推拿以滋补肝肾、调理冲任为主。

头部取穴 印堂穴、攒竹穴、太阳穴、神庭穴、率谷穴、安眠穴、百会穴、风池穴。

耳部取穴 内生殖器穴、内分泌穴、心穴、肝穴、肾穴、脾穴、肾上腺穴、皮质下穴、神门穴。

▍头部穴位按摩

❶ 按摩者以左手扶患者后脑，右手食指按压患者额中线、中指按压患者左侧额旁1线、无名指按压患者左侧额旁2线、小拇指按压患者左侧额旁3线，沿线区自前向后反复推揉10个回合后左右换势，即以右手扶患者后脑，左手食指按压患者额中线、中指按压患者右侧额旁1线、无名指按压患者右侧额旁2线、小拇指按压患者右侧额旁3线，沿线区自前向后反复推揉10个回合（下页图396）。

❷ 按摩者用左手扶患者头部，右手拇指沿患者头顶正中线，自患者神庭穴向百会穴推揉按压，反复操作16个回合（下页图397）。

❸ 按摩者以左手扶患者头部，右手大拇指指腹按揉患者印堂穴，按揉8下后向患者左侧太阳穴处推抹3下，左右换势，右手扶患者头部，左手大拇指指腹按揉患者印堂穴8下后，向患者右侧太阳穴处推抹3下为1个回合。共操作3个回合（下页图398）。

❹ 按摩者先以左手扶患者头部，右手拇指旋揉点按患者左侧攒竹穴，旋揉8次、点按

3下，左右换势为1个回合。
共操作3个回合（图399）。

❺ 按摩者用双手大拇指鱼
际部按揉双侧太阳穴，右
手顺时针、左手逆时针旋
揉8周后，反方向再旋揉
8周为1个回合。共操作3个
回合（图400）。

❻ 按摩者以左手（或右
手）扶患者头部，右手
（或左手）大拇指指腹按
压神庭穴顺时针移行推
揉，推揉8圈后点按3下，
再沿逆时针方向推揉按压
神庭穴8圈、再点按3下为
1个回合。共操作3个回合
（图401）。

❼ 按摩者先以左手扶患者
头部，右手拇指旋揉点按患
者左侧率谷穴，旋揉8次、
点按3下，左右换势，再以
右手扶患者头部，左手拇
指旋揉点按患者右侧率谷
穴，旋揉8次、点按3下为
1个回合。共操作3个回合
（图402）。

❽ 按摩者先以右手扶患者
头部，左手拇指旋揉点按患
者左侧安眠穴，旋揉8次、
点按3下，左右换势，再以
左手扶患者头部，右手拇
指旋揉点按患者右侧安眠

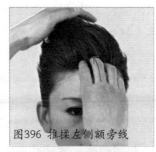

图396 推揉左侧额旁线

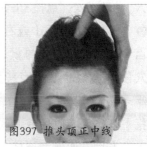

图397 推头顶正中线

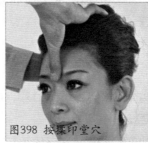

图398 按揉印堂穴

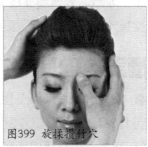

图399 旋揉攒竹穴

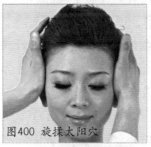

图400 旋揉太阳穴

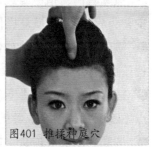

图401 推揉神庭穴

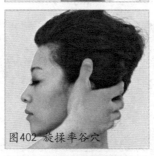

图402 旋揉率谷穴

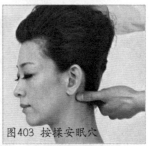

图403 按揉安眠穴

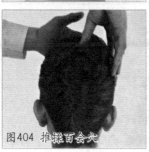

图404 推揉百会穴

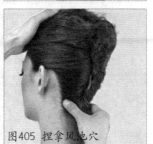

图405 捏拿风池穴

穴，旋揉8次、点按3下为1个回合。共操作3个回合（上页图403）。

❾ 按摩者以左手（或右手）扶患者头部，右手（或左手）大拇指指腹围绕患者百会穴顺时针移行推揉，推揉8圈后点按百会穴3下，再沿逆时针方向围绕百会穴移行推揉8圈，再点按百会穴3下为1个回合。共操作3个回合（上页图404）。

❿ 按摩者以左手（或右手）扶患者头部，右手（或左手）大拇指与食指（或中指）捏拿患者脑后双侧风池穴，捏揉16次后，用拇指或中指点按风池穴双侧3下（先左后右双侧都要按），再用拇指、食指或中指旋揉风池穴16次为1个回合。共操作3个回合（上页图405）。

┃ 耳部穴位按摩

❶ 按摩者用按摩棒点住患者耳部的内生殖器穴，压揉8次后点按2次，双耳交替为1个回合。反复操作3个回合（图406）。

❷ 按摩者用食指中峰或侧峰点住患者耳部的神门穴，推揉8次后压按2次，两耳交替为1个回合。反复操作3个回合（图407）。

❸ 按摩者用食指中峰或侧峰点住患者耳部的肾穴，拇指在耳背部与食指对捏，捏压揉按8次后松开为1个回合。反复操作3个回合（图408）。

❹ 按摩者用按摩棒置于患者的耳甲艇后下方，力点达耳甲12区肝穴，旋揉8次、点按2次为1个回合。共操作3个回合（图409）。

❺ 按摩者用发卡钝头点按患者耳部的心穴8次，双耳交替为1个回合。反复操作

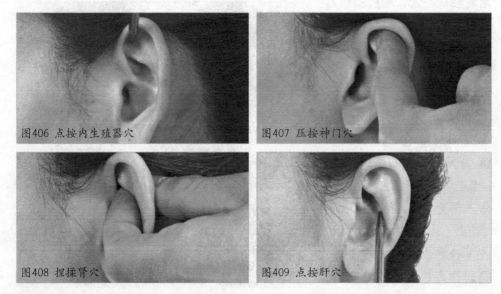

图406 点按内生殖器穴　　　　图407 压按神门穴

图408 捏揉肾穴　　　　　　　图409 点按肝穴

3个回合（图410）。

❻ 按摩者用拇指置于患者的耳背下部，用食指或中指指峰置于对耳屏，力点达对耳屏4区的皮质下穴，揉捏8次、点按或掐点2次为1个回合。共操作3个回合（图411）。

❼ 按摩者用按摩棒压住患者的耳下屏尖肾上腺穴，点压8次，双耳交替为1个回合。反复操作3个回合（图412）。

❽ 按摩者用按摩棒置于患者的屏间切迹内、耳甲腔前下方，力点达耳甲18区内分泌穴，每侧旋揉7次，双耳交替为1个回合。共操作3个回合（图413）。

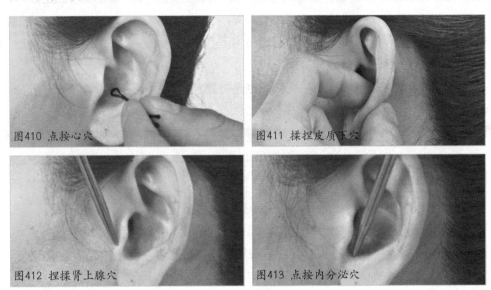

图410 点按心穴

图411 揉捏皮质下穴

图412 捏揉肾上腺穴

图413 点按内分泌穴

其他疗法

耳针法：选内生殖器穴、内分泌穴、肝穴、肾穴、脾穴、皮质下穴、交感穴、神门穴。每次选一侧耳穴3~4个，用毫针轻刺激，也可用埋针或埋丸法。

健康小提示

1.患者在饮食上应增加蛋白质类食品，适量摄取碳水化合物，如米、面、豆类、水果、蔬菜等食物；及时补充维生素，尽量减少含脂肪和盐量大的食物；不宜吸烟、喝酒和饮咖啡。

2.应加强对患者的精神疏导与情绪调节，另外还要加强体育锻炼，增强体质。

阴挺

阴挺是妇科常见疾病之一。西医学称本病为子宫脱垂。产后身体各组织尚未复位时过早地进行体力劳动、平时长时间的腹压增高及盆底组织发育不良均可导致本病。

临床症状 子宫位置低下，甚至脱出阴道之外。

病因分类 分为脾肾气虚和湿热下注。

治疗原理 推拿改善和缓解阴挺的原则是补脾益肾、固摄胞宫。

头部取穴 承泣穴、囟会穴、百会穴。

耳部取穴 交感穴、外生殖器穴、内生殖器穴、肾穴、脾穴、皮质下穴。

头部穴位按摩

❶ 按摩者以左手扶患者后脑，右手拇指按压患者右侧额旁3线、中指按压患者左侧额旁3线，沿线区自前向后反复推揉16个回合（图414）。

❷ 按摩者先以左手扶患者头部，右手拇指旋揉点按患者左侧承泣穴，旋揉8次、点按3下，左右换势为1个回合。共操作3个回合（图415）。

❸ 按摩者以左手（或右手）扶患者头部，右手（或左手）拇指旋揉点按患者前额上方囟会穴，旋揉8次、点按3下为1个回合。共操作3个回合（图416）。

❹ 按摩者以左手（或右手）扶患者头部，右手（或左手）大拇指指腹围绕患者百会穴顺时针移行推揉，推揉8圈后点按百会穴3下，再沿逆时针方向操作为1个回合。共操作3个回合（图417）。

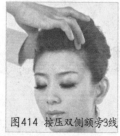

图414 按压双侧额旁3线

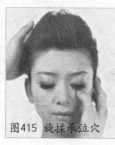

图415 旋揉承泣穴

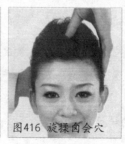

图416 旋揉囟会穴

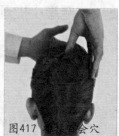

图417 旋揉百会穴

耳部穴位按摩

❶ 按摩者用按摩棒压于患者耳部的交感穴，旋揉7次为1个回合。共操作3个回合（图418）。

❷ 按摩者用按摩棒压于患者耳部的外生殖器穴处旋揉7次，双耳交替为1个回合。共操作3个回合（图419）。

❸ 按摩者用按摩棒点住患者耳部的内生殖器穴，推揉8次，双耳交替为1个回合。反复操作3个回合（图420）。

❹ 按摩者用食指中峰或侧峰点住患者耳部的肾穴，拇指与食指对捏，捏揉8次为1个回合。反复操作3个回合（图421）。

❺ 按摩者用食指中峰或侧峰点住患者耳部的脾穴，拇指与食指对捏，捏揉8次为1个回合。反复操作3个回合（图422）。

❻ 按摩者将拇指置于患者耳背下部，食指指峰置于其对耳屏4区的皮质下穴，揉捏8次为1个回合。共操作3个回合。

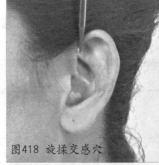
图418 旋揉交感穴

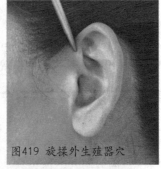
图419 旋揉外生殖器穴

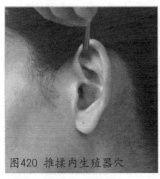
图420 推揉内生殖器穴

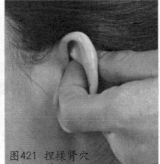
图421 捏揉肾穴

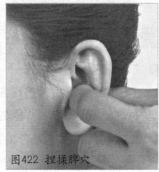
图422 捏揉脾穴

其他疗法

❶ 穴位注射法：选百会穴、气海穴、维道穴、子宫穴。每次选2~3穴，用黄芪注射液或当归注射液，每穴注入药液2毫升。

❷ 耳针法：选肾穴、脾穴、内生殖器穴、外生殖器穴、皮质下穴、交感穴。每次选2~3穴，用毫针弱刺激，留针30分钟。也可用揿针埋藏或用王不留行籽贴压。

阳痿

阳痿是指男性在青壮年时期由于虚损、惊恐或湿热等原因使宗筋失养而弛纵，从而影响正常性生活的一种病症，为男性性功能障碍最常见的病症之一。如果是由发热、劳累、情绪反常等因素造成的一时性阴茎勃起障碍，则不能视为病态。

临床症状 性生活时阴茎不能勃起或勃起不坚、临房早泄或虽能性交，但不经泄精而自行痿软。

病因分类 分为命门火衰、心脾两虚、惊恐伤肾和湿热下注。

治疗原理 命门火衰者宜温补下元；心脾亏虚者宜补益心脾；胆虚精缺者宜益肾壮胆；湿热下注者宜清热利湿。

头部取穴 神庭穴、百会穴、印堂穴、攒竹穴、太阳穴、率谷穴、安眠穴、百劳穴、强间穴、风池穴。

耳部取穴 外生殖器穴、内生殖器穴、皮质下穴、缘中穴、肾上腺穴、肝穴、肾穴、内分泌穴、尿道穴。

▍头部穴位按摩

❶ 按摩者以左手（或右手）扶患者头部，右手食指按压患者右侧额旁3线、中指按压额中线、无名指按压左侧额旁3线，其余手指自然放置，沿线区自前向后反复推揉16个回合（下页图423）。

❷ 按摩者以左手扶患者头部，右手食指按患者顶中线、中指按左侧顶旁1线、无名指按左侧顶旁2线，自前向后推揉按压3线，反复操作8次，左右换势，自前向后推揉按压3线，反复操作8次为1个回合。共操作3个回合（下页图424）。

❸ 按摩者用左手扶患者头部，右手拇指沿患者头顶正中线，自神庭穴向百会穴推揉按压，反复操作8个回合（下页图425）。

❹ 按摩者以左手扶患者头部，右手大拇指指腹按揉患者印堂穴，按揉8下后向患者左侧太阳穴处推抹3下，左右换势为1个回合。共操作3个回合（下页图426）。

❺ 按摩者先以左手扶患者头部，右手拇指旋揉点按患者左侧攒竹穴，旋揉8次、点按

3下，左右换势为1个回合。共操作3个回合（图427）。

❻ 患者用双手大拇指鱼际部按揉双侧太阳穴，右手顺时针、左手逆时针旋揉8周后，反方向再旋揉8周为1个回合。共操作3个回合（图428）。

❼ 按摩者以左手（或右手）扶患者头部，右手（或左手）大拇指指腹按压患者神庭穴并沿顺时针移行推揉8圈后，再沿逆时针方向操作1遍为1个回合。共操作3个回合（图429）。

❽ 按摩者先以左手扶患者头部，右手拇指旋揉点按患者左侧率谷穴，旋揉8次、点按3下，左右换势为1个回合，共操作3个回合（图430）。

❾ 按摩者先以右手扶患者头部，左手拇指旋揉点按患者左侧安眠穴，旋揉8次、点按3下，左右换势为1个回合。共操作3个回合（图431）。

❿ 按摩者以左手扶患者头部，右手拇指旋揉点按患者右侧百劳穴，旋揉8次、点按3下，双侧交替按揉。共操作3个回合（图432）。

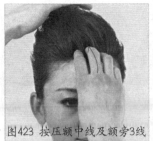
图423 按压额中线及额旁3线

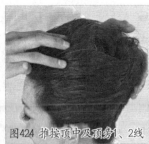
图424 推按顶中及顶旁1、2线

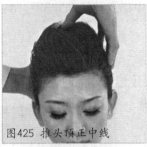
图425 推头顶正中线

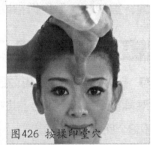
图426 按揉印堂穴

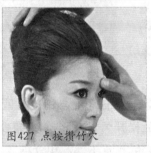
图427 点按攒竹穴

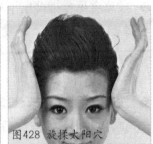
图428 旋揉太阳穴

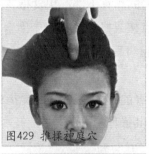
图429 推揉神庭穴

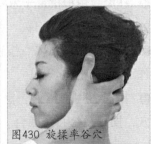
图430 旋揉率谷穴

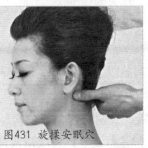
图431 旋揉安眠穴

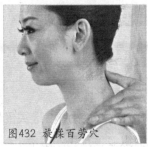
图432 旋揉百劳穴

⑪ 按摩者以左手扶患者头部，右手大拇指旋揉点按患者强间穴，旋揉8次、点按1下，双侧交替按揉为1个回合，共操作3个回合（图433）。

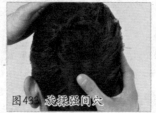
图433 旋揉强间穴

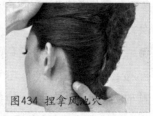
图434 捏拿风池穴

⑫ 按摩者以左手扶患者头部，右手大拇指与食指（或中指）捏拿患者双侧风池穴，捏揉16次后用拇指或中指点按风池穴3下。共操作3个回合（图434）。

耳部穴位按摩

❶ 按摩者用按摩棒先后压于患者耳部的外生殖器穴、内生殖器穴，每侧旋揉7次，双耳交替为1个回合。共操作3个回合（图435）。

❷ 按摩者用食指端压于患者耳部的尿道穴，旋揉7次、点按尿道穴2次为1个回合。共操作3个回合。

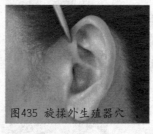
图435 旋揉外生殖器穴

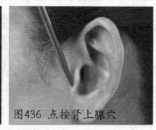
图436 点按肾上腺穴

❸ 按摩者用食指中峰或侧峰点住患者耳部的肾穴、缘中穴、肝穴，拇指在耳背部与食指对捏，揉按8次后松开为1个回合。反复操作3个回合。

❹ 按摩者用拇指置于患者的耳背下部，用食指或中指指峰置于患者的对耳屏4区的皮质下穴，揉捏8次、点按或掐点2次为1个回合。共操作3个回合。

❺ 按摩者用按摩棒点按患者耳部的肾上腺穴8次，双耳交替为1个回合。反复操作3个回合（图436）。

❻ 按摩者用拇指置于患者的耳背下部，用食指或中指指峰置于患者的内分泌穴，揉捏7次为1个回合。共操作3个回合。

其他疗法

❶ 耳针法：选肾穴、肝穴、心穴、脾穴、外生殖器穴、神门穴、内分泌穴、皮质下穴。每次取3~5穴，针刺施以弱刺激，每日或隔日1次。也可用揿针埋藏或用王不留行籽贴压。

❷ 穴位注射法：选关元穴、三阴交穴、肾俞穴、足三里穴。可用鹿茸精、胎盘组织液、黄芪注射液、当归注射液等，每次每穴注入药液0.5~1毫升。

第六章

通过头耳按摩强身健体

头耳按摩是我国古代养生保健的方法之一。中医认为，经常进行头耳按摩可以醒神开窍、调和阴阳、疏通经络、提高人体免疫力、缓解疲劳、增强肝脏功能，行气活血，达到强身健体的目的。

头部综合保健

随着社会的不断进步，行业竞争日益加剧，生活节奏不断加快，人们在享受物质文明带来的快乐的同时，身体健康却大打折扣。我们应该从繁忙的日常生活中抽出一点时间做一些简单的日常保健。

◎**按摩前准备**：按摩前被按摩者要清洗头部、脸部及颈部并擦净晾干，按摩者必须要洗净双手并擦干，要待双手温暖后才可进行按摩操作，也可以揉搓双手至发热，否则冰凉的双手不但会让被按摩者感到不适，而且还会导致接触部位过分紧张进而影响按摩操作效果。

◎**十指梳头**：自我按摩者将两手十指弯曲并均匀分开，以十指指峰为发力部位，从前发际开始，沿头皮由前向枕后部做梳头动作。反复操作8次（图437）。

◎**五指抓头**：自我按摩者将两手五指分开放在头两侧，像梳头那样从前向后、从外向内梳抓头

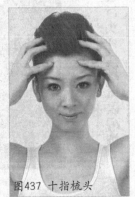

图437 十指梳头

皮，在以指端为力点移行的同时，要稍用力量反复抓拿，逐步遍及整个头皮。反复操作8次。

◎**双手干洗面部**：自我按摩者将两手掌心相对互相搓擦，待两掌心搓热后像洗脸那样，以温热

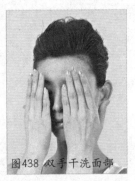

图438 双手干洗面部

的手掌反复摩擦脸部，先顺时针摩擦，后逆时针摩擦，顺时针、逆时针交替直至脸部发热（图438）。

◎**推抹印堂**：嘱被按摩者取坐位，将头枕部向后靠实或卧位，按摩者用大拇指指腹按于其印堂穴

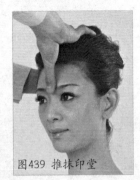

图439 推抹印堂

（位于两眉中间皮肤上），以前臂带动手指，自下而上，双手交替，做有节律地推抹。双手共操作16次。注意力度要轻柔，以前额皮肤不变红为度（图439）。

◎**推前额**：嘱被按摩者取坐位，将

头枕部向后靠实或卧位，按摩者用大拇指指腹按于其前额正中皮肤处，两手分别向左右两旁做抹法，至眉梢处再推回前额中央。反复操作16次。力度不宜过大。

◎**摩掌熨目**：按摩者将两手掌心相对互相搓擦，待两掌相互搓热后，用温热的两手掌心放置在被按摩者两眼上，使被按摩者有温热的舒适感，重复操作5次。

◎**揉擦眼眶**：自我按摩者将两手拇指固定放于两侧太阳穴上，食指放在眼眶上，由内向外，先上后下，反复擦揉眼眶，上下各操作16次。注意操作时力度不可过大，且应注意保护好眼部相关组织（图440）。

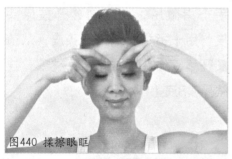

图440 揉擦眼眶

◎**点按鱼腰穴**：嘱被按摩者取坐位，将头枕部向后靠实或卧位，按摩者用双手拇指指端持续用力，作用于被按摩者的鱼腰穴（位于瞳孔直上的眉毛中），持续数秒后恢复，每穴反复操作9次。

◎**揉擦鼻根**：嘱被按摩者取坐位，将头枕部向后靠实或卧位，按摩者两手拇指或食指平放于被按摩者的鼻根两侧，以指掌侧面按于其鼻根部面部皮肤，上下反复揉擦鼻根，一上一下为1个回合，反复操作18个回合，操作时力度和角度都应适中。

◎**点按四白穴**：嘱被按摩者取坐位，将头枕部向后靠实或卧位，按摩者用双手拇指指端持续用力，作用于被按摩者四白穴（位于瞳孔直下，正对鼻翼处），持续数秒后恢复。每穴反复操作9次。

◎**点按迎香穴**：嘱被按摩者取坐位，将头枕部向后靠实或卧位，按摩者用双手拇指指端持续用力，作用于被按摩者的迎香穴（位于鼻翼旁凹陷处），持续数秒后恢复。每穴反复操作9次。

◎**揉风池穴**：自我按摩者将两手拇指放在枕后风池穴处，其余四指自然分开放在头两侧，反复按揉16次。也可由他人帮助按摩。

◎**擦颈项**：自我按摩者将双手掌心相对互相搓擦，待两掌相互搓热后，用温热的两手掌心放在颈后部来回揉擦，直至颈项部皮肤发热（下页图441）。

◎**双鸣天鼓**：按摩者用两掌按住双耳，两手放置在被按摩者后头部，用手指轻敲其耳后头部4次，两手放松，再反复上述操作5次。

◎拿捏肩井：按摩者以大拇指顶住被按摩者肩井穴，其

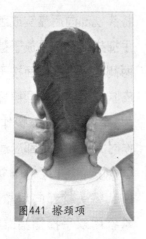

图441 擦颈项

他四指轻扶于肩前，与大拇指相对用力，提拿起整个肩部肌肉，一拿一放

地交替进行。反复操作12次（图442）。

◎拍击放松：嘱被按摩者用鼻子深吸气后，再用嘴长呼气，反复呼吸3次，待其

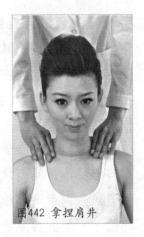

图442 拿捏肩井

第3次呼气末时，按摩者以空掌轻轻拍打其肩部及后背肌肉，操作结束。

头皮保健

从生理学角度来看，按摩可以促进真皮层的血液循环，加速氧合作用和复氧作用。这不仅为皮肤提供了更多的养分，同时也有助于细胞生成，最终使头发更健康、更强韧。此外，按摩还有助于促进皮脂分泌，这是头皮自我护理的关键一环。所以，坚持定期按摩有助于改善头皮状况，增加其弹性，改善毛囊营养，使头发亮泽、质地柔韧，并可防止头发变白、脱落，推迟衰老。

◎前后方向按摩：自我按摩者将双

手十指微屈，稍均匀分开按摩头皮，用十指指腹部紧贴头皮，从前额开始，经头顶推摩至后枕部，连续操作8遍（图443）。

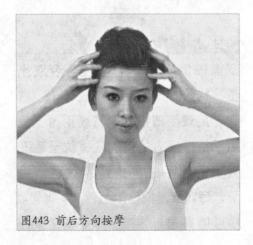

图443 前后方向按摩

◎**梳头按摩：** 这不是简单的梳理头发，而是用梳子刮抹头部皮肤，最好用木质的、齿大而较圆钝且梳齿间距离较宽的梳子，这种梳子不但可以防止静电，而且不会伤及头皮和头发。自我按摩时从前发际向后发际均匀缓慢地推移，通过梳齿作用于不同的经脉循行路线，反复以木梳梳摩头皮10下，施力以头皮不痛为度。双眼微闭，心情放松，直至被按摩部位有很强的温热流感，以促进头部的气血运行。通常气血运行流畅则生理功能正常、大脑清醒、思维敏捷。这是一种自我保健按摩法，也是一种非常适合脑力劳动者的简单易行的保健方法，随时随地都可以进行，如果晚上临睡前进行按摩还会促进睡眠。

◎**推颞后侧：** 自我按摩者以双手食指、中指、无名指及小指指端为发力点，将双手四指尖放在双侧耳后，按压推揉颞部后侧肌肉，同时以最小的幅度向上移动至头顶为1个回合。反复操作8个回合。

◎**推颞中部：** 自我按摩者以双手食指、中指、无名指及小指指端为发力点，将双手四指尖放在双侧耳部正上方耳根处，按压推揉颞中部肌肉，同时以最小的幅度向上移动至头顶为1个回合。反复操作8个回合。

◎**推颞前侧：** 自我按摩者以双手食指、中指、无名指及小指指端为发力点，将双手

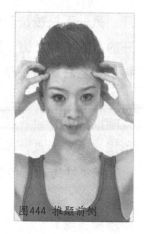

图444 推颞前侧

四指尖放在双侧耳前的发际处，按压推揉颞部前侧肌肉，同时以最小的幅度向上移动至头顶为1个回合。反复操作8个回合（图444）。

◎**推脑后正中线：** 按摩者以拇指指腹为发力点，指端放在被按摩者头后，从脑后枕部中央的发际下缘开始，一边推按，一面向上慢慢移至头顶。反复操作8次。

◎**抵按头皮：** 按摩者以双手手掌分别抵压在被按摩者的头前和脑后部，一面旋揉抵按，一面小幅度向两侧移行抵按，在两侧抵按颞部，从两侧颞部相对抵按，由耳后移到耳前部位，然后抵压其双侧太阳穴，再向前后方向移行抵按，即一手向前按摩移行到前额中央，另一手向后按摩移行到脑后为1个回合。反复操作8个回合。

◎**双手拿头：** 按摩者将手的五指叉

开，另一手扶被按摩者头部，用分开的五指指端发力，先由前向后，再从左至右抓拿按摩头皮，然后绕周围抓拿按摩。反复操作8次。

◎**旋推头皮：** 自我按摩者以双手十指指端为发力点，手指端按在头皮上进行推按转动，每处按摩3次，逐渐遍及整个头皮。

◎**旋揉头部：** 自我按摩者用十指头沿着前额发际向头顶做螺旋揉动，稍加用力，再由头顶揉向枕部，然后由两鬓向头顶按摩。反复操作16次（图445）。

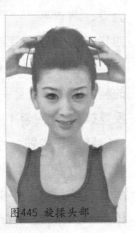
图445　旋揉头部

◎**揉擦头皮：** 自我按摩者将手放在前额正上方，先轻轻旋转按摩揉擦头皮，然后沿前发际线、太阳穴鬓角，逐渐向后移动，移至头皮中心。反复操作8次。

◎**指敲头皮：** 嘱被按摩者抬头挺胸坐好，按摩者十指弯曲成"钉耙"状，然后以十指的指尖为发力点和接触面，由

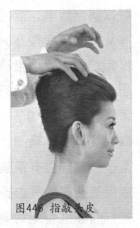
图446　指敲头皮

前向后、由中间向两侧反复敲击被按摩者头皮，逐渐遍及整个头皮，反复操作16次。敲打的时候要用点力，通过刺激头皮使皮发根部毛囊周围的肌肉能更好地保护发根（图446）。

面部保健

　　按摩面部可以加强面部肌肉运动，不但使面部皮肤变得柔软润滑、抵御风寒能力增强，而且具有清利头目、清除疲劳、振奋精神的作用。此外，还可促使头面部血液流通，促进代谢旺盛，使皮肤更加滋润。此外，对于颜面多皱衰老、面神经麻痹以及牙龈炎、中耳炎、鼻炎等疾病都有辅助治疗和预防作用。

◎**以手摩面法：** 自我按摩者将两手掌相互摩擦，令其发热，以手掌摩面部，然后将两手掌竖着，并排贴着额头中部，向下平抹面部至下巴，再从侧面向上半抹至额头，如此平抹18次。然后再向相反方向平抹18次。血压正常者，从上往下抹面和从下往上抹面，次数应相等；高血压者，从上往下抹面的次数应多些；低血压者，从下往上抹面的次数应多些。要注意动作轻柔均匀，不要过急、过重，否则易擦伤皮肤或使皮肤出现皱纹。为了防止皮肤损伤，可以事先擦点润肤膏。经常摩面会使面部皮肤润泽、肌肉结实、皱纹减少、容光焕发。

◎**指尖叩面法：** 自我按摩者将两手手指弯曲，稍微散开，自额部起从左到右、从上到下紧密地轻轻叩击，将面部皮肤全部叩到，反复操作3次。此按摩法可以增强人体面部血液循环，促进面部皮肤、神经健康，使皮肤光泽红润，并能减少面部疾病。

◎**揉按印堂穴：** 按摩者以拇指放于被按摩者的印堂穴（两眉头连线的中点）上，其余四指附于目外，旋揉点按8次（图447）。

◎**分推前额：** 按摩者两手四指并拢后

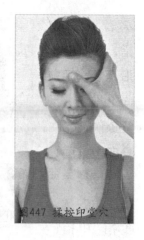

图447 揉按印堂穴

附于被按摩者的印堂穴部，沿两眉向外分推至太阳穴3次。再沿眉上额部从内向外分推3次，逐次升高，直至前发际下，然后再逐次降低。共分推8个回合。

◎**推揉迎香穴：** 自我按摩者将两手中指和食指各按于同侧迎香穴（鼻唇沟中，距鼻翼两旁0.5寸），向外揉按8次，再向上推抹8次。

◎**掐揉人中穴：** 自我按摩者将食指尖按于鼻下沟正中凹陷处，先掐后揉8次。

◎**推揉承浆穴：** 自我按摩者以右手拇指尖按于下唇缘下方正中凹陷处（承浆穴），揉按8次；然后两手食指、中指并拢，同时从承浆穴分别向两口角推至地仓穴(口角旁0.4寸)，略揉按后再从地仓穴沿上唇抹至人中穴。反复操作8个回合。

◎**推听宫穴和翳风穴：** 自我按摩者以两手中指分别按于两侧耳前听宫穴（耳屏前凹陷中，张口时有孔），食指置于耳后翳风穴（耳垂后凹陷中），由轻渐重向前揉按8

次，然后食指、中指分别沿耳后、耳前向上推摩。反复操作8次。

◎ **向上推面：**自我按摩者两手四指并拢，食指、中指、无名指先放于下颌部，反复向上推抹

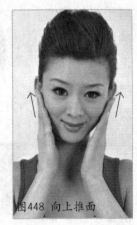

图448 向上推面

至目下8次；也可用指掌一齐上推。整个面颊都应推抹到（图448）。

◎ **推抹脸颊：**自我按摩者用拇指或食指、中指、无名指的指腹从下巴开始沿着脸部下缘至耳后小弧形推抹，至耳垂部停止，重复8次，然后再从嘴角至耳下做小弧形推抹，再从人中穴至耳中穴小弧形推抹，最后从鼻翼沿眼眶部位至太阳穴做小弧形推抹。反复操作8个回合。

眼部保健

下面为大家介绍几种眼部保健方法。

◎ **预热眼周：**自我按摩者将双手掩面，用手掌以弧形轨迹在眼睛周围按摩，从内向外反复操作8个回合。

◎ **揉攒竹穴法：**自我按摩者以双手拇指螺纹面着力，分别按揉左右眉内侧的凹陷处，做旋转性轻揉攒竹穴20~30次。用力不宜过重，有酸胀感觉即可。

◎ **按挤睛明穴法：**自我按摩者用一手的拇指、食指螺纹面着力，分别按在两目内眦角上0.1寸凹陷处，先向下按，然后向上挤，一按一挤，

反复进行20~30次。用力稳实柔和，以有酸胀感为佳。

◎ **按揉四白穴：**自我按摩者用双手食指端螺纹面着力，分别按在目下1寸处进行坚持性转动按揉1~2分钟，以有酸胀感为佳。

◎ **刮眼眶法：**自我按摩者以双手食指屈曲呈弓状，以第2指节的内侧面紧贴上眼眶，自内而外、先

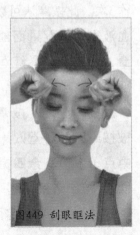

图449 刮眼眶法

上后下推返刮抹眼眶20~30次，以有酸胀的感觉为宜（上页图449）。

◎**揉按太阳穴：** 自我按摩者以两手中指端螺纹面着力，紧贴眉梢于外眼角中间向后1寸许凹陷中，回旋按揉太阳穴20~30次，以有酸胀感为度。

◎**干洗脸：** 自我按摩者以双手中指为先导，同时从鼻翼两旁开始，沿鼻梁两侧向上推抹，一直推至前额，然后向两侧分开，顺着两额转向太阳穴向下，回到鼻翼两旁。反复操作3次。

鼻部保健

定时按摩鼻部，可以让鼻部更坚挺，不容易因为鼻部而生病。

◎**洗鼻锻炼：** 多用冷水洗鼻子，让鼻子适应冷空气，如遇天气骤冷，不至于不能耐受而生病。尤其是早晨洗脸时，用冷水多洗几次鼻子，可预防感冒及呼吸道其他疾患。

◎**合理按摩：** 首先要保护好鼻毛和鼻黏膜，克服用手挖鼻孔、拔鼻毛或剪鼻毛等不良习惯。因为损害鼻毛和鼻黏膜不但会影响鼻功能，引起鼻腔内化脓性感染，而且还可能会引起颅内和耳部的疾病。

◎**中指推摩：** 自我按摩者将两手搓热，以中指沿鼻两侧自下而上带动其他手指，擦至额部，然后向两侧分开，经两侧而下。反复操作12次。

◎**按摩鼻尖：** 自我按摩者用两手食指摩擦鼻尖各16次（图450）。

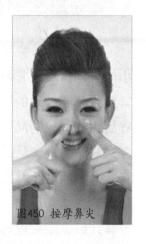

图450 按摩鼻尖

◎**旋揉鼻周：** 自我按摩者用中指、无名指指腹在鼻翼两侧旋揉按压，并沿着鼻翼两侧起顺着鼻翼、眉头、眉上、太阳穴轻轻滑压，按摩6次。

◎**拇指摩鼻：** 自我按摩者用两手拇指外侧相互摩擦，在有热感时，用两手拇指外侧沿鼻梁、鼻翼两侧上下按摩16次左右。

◎**按揉鼻周穴：** 自我按摩者用手指按摩面部迎香穴、鼻通穴、印堂穴多次（迎香穴在鼻翼两侧、鼻唇沟内；鼻通穴在鼻唇沟上端尽头软骨与硬骨交接处；印堂穴在两眉头连线的中点处）。每穴操作8次。

◎揉捏鼻部：自我按摩者用手指在鼻部两侧自上而下反复揉捏鼻部8个回合（图451）。

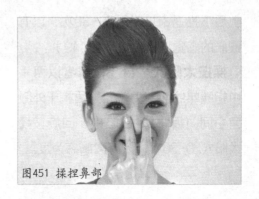

图451 揉捏鼻部

耳部保健

现代医学研究把耳郭比喻为缩小的人体身形，它与机体内各个器官组织都有一定的联系，人体各器官组织在耳郭的局部皮肤上都有相应的刺激点，一旦器官组织发生病变，耳上的某个特定部位就会产生一定的变化和反应，因此当刺激某个耳穴时，就可以诊断和治疗体内相应部位的疾病。

经常按摩耳部有利于促进耳部的血液循环，这种治疗的信息会通过体内的传导经络传导到相应的脏腑，从而改善相应脏腑的功能，起到治病和保健的作用。下面介绍几种耳部日常保健按摩的方法。

◎提拉耳尖：自我按摩者用双手拇指、食指捏耳上部，先揉捏，然后

再往上提揪，直至该处充血发热。每个回合16次。此处的穴位有神门、盆腔、内外生殖器、足、踝、膝以及肝阳、风溪等穴（图452）。

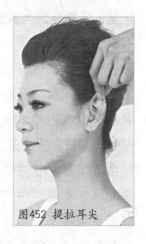

图452 提拉耳尖

◎拉拽耳垂：自我按摩者先将耳垂揉捏、搓热，然后再向下拉耳垂16次，使之发热发烫，耳垂处的穴位有头、额、眼、舌、牙、面颊等穴。

◎按摩耳轮：自我按摩者以拇指、食指沿耳轮上下来回按压、揉捏，使之发热发烫，然后再向外拉耳朵16

次。耳轮处的穴位主要有颈椎、腰椎、胸椎、腰骶椎、肩、肘等穴。

◎**按压耳窝：**自我按摩者先按压外耳道开口边的凹陷处，此部位有心、肺、气管、三焦等穴，在此按压16下，至此处有明显的发热、发烫，然后再按压上边凹陷处，同样来回摩擦按压16次。此部位有脾、胃、肝、胆、大肠、小肠、肾、膀胱等穴。

◎**推耳根：**自我按摩者用食指和中指沿着下耳根向上耳根推，中指放在耳前，食指放在耳后，两手指都要用劲向上推，推16次左右，直至耳部发热，面部、头部都有明显的发热的感觉。这对健脑、治疗头痛、头昏、神经衰弱、耳鸣等都有非常好的疗效。除此之外，还有明显的美容效果。

◎**旋摩耳道口：**自我按摩者用双手小指置于外耳道口，先顺时针旋摩，再逆时针旋摩，转动旋揉按摩16次（图453）。

◎**拔耳门：**自我按摩者将食指或无名指伸直，插入外耳道口，旋揉180°，往复3次后立即拔出，耳中会产生鸣响。反复操作8个回合。

◎**鸣天鼓：**自我按摩者用双手掌横向分按两耳，掌根向前，五指向后。以食指、中指和无名指叩击枕部4次，双手掌瞬间离开耳郭1次。如此操作8个回合。

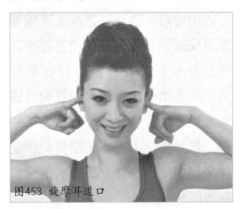

图453 旋摩耳道口

口腔保健

◎**刷牙按摩：**合理的刷牙方式能起到按摩牙龈及牙床的作用。刷牙时忌用横刷法，拉锯式横刷容易造成刷伤性的牙龈退缩、牙根暴露、牙颈楔状缺损等疾病。正确的做法应采用竖刷法，即刷上牙时刷毛顺着牙缝从上向下刷；刷下牙时顺着牙缝从下向上刷。动作要慢一些，在同一部位上反复数次，让刷毛在通过龈与牙的交界区时彻底去除污物，对牙龈也有按摩作用。

◎**转舌按摩：**自我按摩者伸出舌尖至牙龈外侧，并向上翻卷，紧贴外侧牙龈，从左向右移动，然后向下弯曲舌尖，从右向左转动，周而复始地绕圈转动16次。按摩完外侧，即收回舌尖，继续用舌尖紧舔内侧牙龈，左右转动，先上后下，各转动16次。此按摩法可增强牙周组织的血液循环。

◎**叩齿按摩：**自我按摩者上下嗑叩牙齿16次，让上下牙齿相互碰击，以运动牙根部，咬合时应铿然有声，这有助于增强牙周组织和促进血液循环，常做可使牙齿坚固而不痛，起到固齿作用。长期坚持，能使牙周病得到控制，未患病的牙齿更加得到保护。

◎**鼓漱按摩：**自我按摩者双唇紧闭，作含水漱口状，反复鼓漱16次，让唇颊部不断拍击牙齿及牙龈。通过以上动作增强该部的运动和血液循环。

◎**勤漱口：**自我按摩者在饭后及牙周按摩后坚持漱口，将留在口中及牙齿上的残留物漱掉，最好用2%淡盐水漱口。

◎**口周按摩：**自我按摩者将手指放在牙龈相应的面部皮肤处，按于每个牙龈的部位，轻轻上下按摩，也可小范围旋揉，这

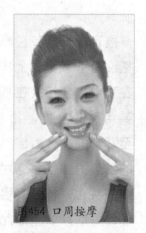

图454 口周按摩

也有利于促进口周局部的血液循环（图454）。

消除疲劳

◎**点按穴位：**当人们用脑过度、精神疲惫的时候，往往会不由自主地按揉前额，或者用拳头轻轻地敲打。其实，这就是刺激头部的两个重要穴位：印堂穴和神庭穴。按压这两个穴位对消除头痛、头昏，恢复大脑的活力有异曲同工之妙。同时按摩，互相补益，则效果更佳。

按摩时将中指放在印堂穴上，用较强的力点按10次。然后再分别顺时针、逆时针揉动20~30圈。神庭穴在印堂穴上面，发际正中直上0.5寸左右，按揉方法与印堂穴相同。

◎**循经按摩：**按照头部经络的循行路线推揉按压，逐渐遍及整个头皮部对应的经络线。

镇定安神

◎**分抹前额法：**自我按摩者将双手食指弯曲呈弓状，以第2指节的内侧缘着力，紧贴印堂穴，自眉间向前额两侧分抹30~50次。

◎**推抹头维穴法：**按摩者以左手扶患者头部，右手螺纹面着力，自前向后经患者角孙穴至头后枕下推抹，反复进行推抹动作

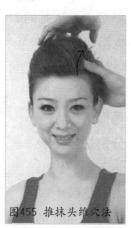

图455 推抹头维穴法

20~30次，以患者有酸胀感觉为佳（图455）。

◎**后脑按揉法：**自我按摩者用双手拇指螺纹面着力，紧按风池穴，用力做旋转按揉，随后按揉枕后脑部20~30次，以有酸胀感觉为宜。

◎**振耳法：**自我按摩者先以两手掌心紧按耳根，然后做快速有节律地鼓动20~30次，要求动作连续、均匀。

◎**拍击头顶法：**自我按摩者取正坐位，眼睛睁开前视，牙齿咬紧，用手掌面着力，在前头顶囟门处，进行有节律性的拍击动作10~20次。

◎**搓手浴面法：**自我按摩者首先搓热两手掌，随后手掌心紧贴前额部，用力向两侧分推至太阳穴，再向下推至下颌两边，再向上推至前额部，如此反复连续浴面10~20次（图456）。

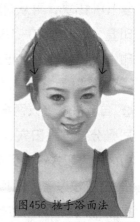

图456 搓手浴面法

◎**头顶热敷法：**自我按摩者用毛巾在开水中浸泡后趁热拧出，热敷于头部，待毛巾温度下降后再用热水浸热。

排毒清脂

按摩可促使面部的血液循环，使皮肤及其某些组织结构得到改善，提高皮脂腺的分泌量，还能使皮肤变得光滑而富有弹性。因此，按摩对面部美容具有十分显著的疗效。

◎推抹法：被按摩者仰卧，按摩者立于其头前方，用双手拇指按在被按摩者的睛明穴上，顺鼻梁直下推抹至迎香穴，如此反复10~15次，再从鼻尖直上推抹至印堂穴，推揉10~15次，最后按压印堂穴10秒钟（图457）。

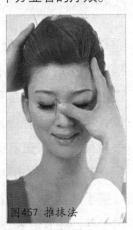
图457 推抹法

◎分推法：

❶ 自我按摩者以两拇指由印堂穴沿眉骨分推至太阳穴，推时稍向内用力轻按太阳穴，以促进气血流通。

❷ 自我按摩者以两拇指由太阳穴分推至耳门穴和听宫穴，轻点一下，但手指不能离开皮肤表面，再用拇指与食指的指腹对合，轻捏耳垂，然后上下提拉耳尖2~3次。

❸ 自我按摩者以两拇指从印堂穴分推眉骨至太阳穴，按压穴位，推至耳门穴，再按压穴位，然后推至听宫穴，按压听宫穴1分钟，最后沿下颌穴推至人迎穴。

❹ 自我按摩者以两拇指从印堂穴分推至太阳穴，轻按穴位，由太阳穴向后推至率谷穴；换中指从耳后分推至风池穴，中指指腹按压风池穴10~15圈，然后轻用力向后提拉2~3次，与此同时，拇指指腹按压太阳穴。

◎切捏法：自我按摩者以两拇指、食指分别切捏两眼上下眼眶5~8次，从睛明穴切捏至外眼角（图458）。

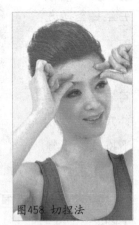
图458 切捏法

第一道线：从印堂穴至神庭穴，两拇指一前一后同时切捏。

第二、三道线：用两拇指从两眉骨上缘的鱼腰穴开始，经阳白穴，切捏至头维穴。

第四、五道线：用食指、中指、无名指由两眼角的瞳子髎穴开始，经丝竹空穴、太阳穴、悬颅穴切捏至率谷穴，每道线切捏3~5次。

◎点揉法：自我按摩者以两手中指点按四白穴，拇指点按阳白穴，按住穴位轻揉，顺时针、逆时针各揉50圈，再用中指指腹点按颧髎穴，点、按、揉三法并用，由慢到快旋转按揉，以每秒4圈之速揉100圈。最后点按头维穴、太阳穴、口禾髎穴、外关穴、内关穴、翳明穴、球后穴、承浆穴等，每穴1分钟。此套手法可用于改善面部蝴蝶斑、雀斑。

◎交替点穴法：自我按摩者以右手拇指点按右侧内关穴，左手拇指点按左侧光明穴，点按30秒钟，两手交替点按左侧内关穴和右侧光明穴，两侧共点按1分钟。此套手法可用于补气、提神、明目。

◎点按足三里穴：自我按摩者将两手拇指、食指分别点按左、右腿的足三里穴，向上送力约1分钟。此法可促进面

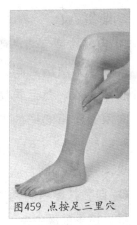

图459 点按足三里穴

部的新陈代谢，使黑斑变红、变浅（图459）。

◎直推法：按摩者位于被按摩者一侧，用右手食指、中指、无名指按在其前额发际线上，向头顶直推至脑后为止。

益智健脑

◎自我按摩时可用双手手指自前向后梳理头发，操作36次。

◎自我按摩时可将双手掌相对搓热，由前额处经鼻两侧向下摩擦至脸颊部，再向上至前额部，如此反复搓擦脸部36次。

◎自我按摩时可用双手揉搓耳部36次。

◎自我按摩时可用双手手指交叉抱住头部，做后伸颈部的动作。反复操作8次。

消除皱纹

◎**消除额纹：**

❶ 自我按摩者将两手食指、中指并拢，按于两眉之间，手指向上推摩额部10次。然后再按于额部中央，向两边做小圆形的按揉，至太阳穴时轻轻按压一下，再还原至额部中央，共做5个回合。

❷ 自我按摩者将两手食指、中指并拢，按于前额中央，一手在上，另一手在下，同时两手向上、向下对抗按压额部皮肤，直至按压整个额部。

❸ 自我按摩者将一手食指和中指从前额皮肤撑开，另一手的食指、中指并拢，在皱纹上轻轻地纵向按压，直至按压完整个额部。

❹ 自我按摩者将一手四指并拢，拍打额部皮肤1分钟。

◎**消除眼周皱纹：**先做眼部皮肤防皱法，然后按照以下步骤进行：

❶ 自我按摩者将两手指按揉攒竹穴10次后，再向上、向下各按压10次。

❷ 自我按摩者将两手指按在丝竹空穴，中指按于瞳子髎穴，闭上眼睛，同时按揉两穴10次。仍按住此两穴，向外上方按压，直至眼睛倾斜，随后放松1次，重复10次。

❸ 自我按摩者将两手食指按揉太阳穴10次，在揉到外上方时，向外上方轻轻地按压。

❹ 自我按摩者将两手食指按揉四白穴10次。

❺ 自我按摩者将两手握拳，以食指第1指间关节的骨突面分刮上、下眼眶各10次。

❻ 自我按摩者将两手食、中指并拢，置于目内眦穴，沿眼眶周围向外做小圆形按揉，经目外眦穴回到目内眦穴，共做5次。

❼ 自我按摩者用一手食指、中指将眼周皮肤撑开，另一手食指、中指并拢，在皱纹上轻轻按压。

❽ 自我按摩者拍打眼周皮肤1分钟（图460）。

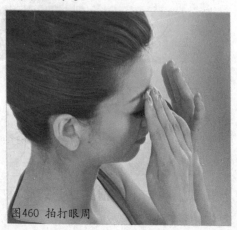

图460 拍打眼周